特色疗法

中国传统特色疗法丛书

蜂刺疗法

FENG CI LIAO FA

总主编　常小荣　伦　新

主　编　李万瑶

编　委　（按姓氏笔画排序）

万赖思琪　方　芳　让　欣

庄　珣　刘晓静　阮　波

李明潭　张　倞　陈子瑜

辛冰峰　赵斌斌　胡　赟

侯孟君　袁　恺　黄瑞聪

黄　薇　谢素君　谢家辉

熊　俊

中国医药科技出版社

内 容 提 要

本书由基础知识和临床应用两大部分组成。上篇为基础知识，介绍了蜂刺疗法的源流、操作方法、注意事项、常用穴位等。下篇为临床应用，介绍了蜂刺疗法在临床各科疾病中的具体运用。

全书内容简明扼要，内容丰富，适合针灸工作者及针灸爱好者阅读参考。

图书在版编目（CIP）数据

蜂刺疗法/李万瑶主编．—北京：中国医药科技出版社，2012.9
（中国传统特色疗法丛书/常小荣，伦新主编）
ISBN 978 - 7 - 5067 - 5484 - 2

Ⅰ.①蜂…　Ⅱ.①李…　Ⅲ.①蜜蜂…②针刺疗法…
Ⅳ.①R245.31

中国版本图书馆 CIP 数据核字（2012）第 078825

美术编辑　陈君杞
版式设计　郭小平

出版　中国医药科技出版社
地址　北京市海淀区文慧园北路甲 22 号
邮编　100082
电话　发行：010 - 62227427　邮购：010 - 62236938
网址　www. cmstp. com
规格　958 × 650mm$\frac{1}{16}$
印张　13$\frac{3}{4}$
字数　194 千字
版次　2012 年 9 月第 1 版
印次　2014 年 9 月第 2 次印刷
印刷　北京市密东印刷有限公司
经销　全国各地新华书店
书号　ISBN 978 - 7 - 5067 - 5484 - 2
定价　28.00 元
本社图书如存在印装质量问题请与本社联系调换

《中国传统特色疗法丛书》

总编委会

总 主 编

常小荣　伦　新

副总主编

岳增辉　章　薇　李铁浪
刘　密　范志霞

编　委

（按姓氏笔画排序）

兰　蕾　艾　坤　朱　瑛
刘　磊　刘未艾　米建苹
李万瑶　杨　舟　何亚敏
张全明　张国山　林国华
林海波　荣　莉　黄　洁
彭　亮　谢　华　谭　静

弘扬传统

融汇新知

中国传统疗法丛书出版书贺

陈可冀

二〇一二年初夏

总　序

　　中国传统特色疗法两千多年前已形成了较完整的理论体系，以后历经各代医家的不断补充和完善，在中华民族的繁衍过程中具有重要的医疗和保健价值。随着现代科技的日新月异，这门传统学科也在不断地吸收着新知识，丰富自身的理论，以求得更大的发展。尤其是近几年来，针灸学已经作为中医学的代表学科，首先走出国门，为世界上大部分国家和地区所接受，成为世界医学的组成部分。

　　本丛书共分 19 册，包括《体针疗法》、《头针疗法》、《耳针疗法》、《埋线疗法》、《水针疗法》、《电针疗法》、《皮肤针疗法》、《腕踝针疗法》、《刮痧疗法》、《艾灸疗法》、《子午流注针法》、《壮医点灸疗法》、《挑针疗法》、《火针疗法》、《微针疗法》、《蜂针疗法》、《穴位贴敷疗法》、《拔罐疗法》、《刺血疗法》。每册书均分两部分，第一部分为基础知识，系统介绍各种疗法的历史源流、作用机制、疗法特点、应用范围、治疗部位、操作方法、注意事项及异常情况防治等；第二部分为临床应用，均以临床的内、外、妇、儿、五官、皮肤、骨伤等科分类，每论一方一法即治一病，按病因病机、辨证、方法、按语等逐项叙述，均采用图表与文字相结合的体裁，条目井然，明晰易懂，易学易做，融科学性、知识性、实用性为一体，适合于中医临床各科医生、基层医务工作者、医学院校师生、中医药爱好者及城乡广大群众阅读。本套丛书所述疗法，有承袭先贤之经验，也有作者长期临证之自得，融古今疗法与现代保健知识于一体，用之得当，效如桴鼓。

　　本丛书以"普及医疗，方便患者"为宗旨，力图从简、便、廉、验四个方面，以简明通俗的语言、丰富翔实的内容，向读者展现中医药简便疗法的特色。所谓"简"，即方法简而易，易操作，易掌握；所谓"便"，即取法方便，患者乐于接受；所谓"廉"，即治疗价格较低，患者可以接受；所谓"验"，即用药取法均符合中医中药基本理论和医疗保健的基本原理，组方合理，药量准确，方法可靠，疗效明显。

几千年来，中医学对中华民族的健康繁荣起到了重要作用，殷切希望中国传统特色疗法能为世界人民的健康、幸福做出更大的贡献。

2012 年 2 月

本书序

蜂刺疗法是将民间活蜂螫刺配合运用经络原理，在患者皮部按穴位施行蜂刺以治疗疾病的方法，既能治病又有强身保健的作用。蜂针疗法具有简、便、验、廉的优点，逐渐被越来越多的患者接受。

蜂刺疗法是自然疗法，适用于内、外、妇、儿、骨伤科、五官科、神经科等多种疾病的治疗。随着人们认识的提高，观念的转变，要求返璞归真，治疗观念也在发生变化，提倡自然疗法。近年来，蜂针疗法发展很快，随着时间的推移，蜂刺疗法对许多疑难杂症，日益显示出其独到的治疗效果。

李万瑶是广州中医药大学针灸推拿学院的教授，博士生导师，桃李满天下。通过近 30 年教学、科研、临床的积淀，理论基础扎实、深厚；临床经验丰富、详实；提供的数据和医案真实、可靠。这本书是她从事蜂针疗法多年的经验总结，心血的结晶。此书是近几年来中医蜂疗界不可多得的全面介绍蜂针疗法的一本宝书。蜂疗爱好者、中医蜂疗工作者、各级蜂疗医院中西医结合的医务人员皆可使用。

推荐此书，是为了让中医蜂疗界的同仁共享，促进中医蜂疗事业大发展，促进蜂针疗法进一步规范化、系统化、标准化。让我们大家共同努力，开拓进取，勇于创新，把我们的中医蜂疗事业推向新的高峰！

王守礼
中国民间中医医药研究开发协会
中医蜂疗研发专业委员会
常务副会长兼秘书长
2012 年 3 月于北京

前　言

蜂刺疗法是在民间蜂螫治病基础上总结与发展起来的一种切实有效的治疗方法。蜂刺配合针灸穴位相得益彰，疗效更加显著，治疗更规范化。蜂刺疗法结合了中医学的治疗原理，即采用家养蜜蜂尾部的螫刺器官作为针具，运用经络穴位原理在患者皮部施行蜂刺以防治疾病，既有保健作用，又有治疗作用。蜂刺疗法经过国内外蜂针研究者的继承和发扬，在医疗保健与治疗中显示出其独特的效用，已日益受到医学界的重视，并被越来越多的患者接受。

笔者接触蜂刺治疗已有 20 多年，一直进行着蜂刺治疗方法的摸索、治疗原理的探讨、不良反应规律的观察、各种疾病蜂刺疗效的研究。蜂刺治疗除疗效确切外，还有许多优越之处，如止痛明显、治疗快捷、耗时少（如毫针治疗需要更多时间留针）。蜂刺疗法广泛适用于各科疾病，如呼吸系统、神经系统、运动系统、内分泌系统、消化及生殖泌尿系统的疾病，尤其是蜂刺治疗风湿病具有一般治疗方法难以比拟的疗效。

笔者以中西医理论为基础，集诸家临床资料，结合个人实践，撰成本书，献给读者。本书由两大部分组成。上篇为基础知识，介绍了蜂刺疗法的源流、操作方法、注意事项、常用穴位等。下篇为临床应用，列举了蜂刺疗法在临床各科疾病中的具体运用。书中有的部分不尽全面，遗误之处，在所难免，尚祈同仁指正，贤达赐教。

编　者
2012 年 3 月

目 录

上篇 基础知识

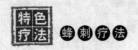

下篇 临床应用

上 篇 基础知识

>>>

第一章 >>>
蜂刺疗法的源流与作用机制

蜂疗医学是一门利用和研究蜂针、蜂毒、蜂产品及其制剂防治疾病的学科。其中，蜂刺疗法是利用工蜂产卵器特化而成的蜂刺，螫刺入人体后排出蜂针液（蜂毒），使机体产生各种反应，防治疾病的方法。蜂刺疗法又名蜂针疗法，包括蜂毒疗法。其他蜂产品主要有蜂蜜、蜂王浆、蜂花粉、蜂胶、蜂蜡、蜂毒、蜂房、蜂尸体、蜂幼虫、蜂蛹等原品或制品，均被人们用来保健和防治疾病，这些蜂产品也是蜂疗的一部分。

第一节 我国蜂刺疗法简史

蜂刺疗法起源于我国远古时代，难以追溯具体的时期，但自从有了蜜蜂与人类，蜂针刺激就自然而然地形成了。古人为了生存，在猎食蜂蜜时难免遭到蜜蜂的攻击，遭蜂螫后虽然被螫部位红肿疼痛，但一些病痛消失了，如关节痛、风湿痛等疾病无影无踪，后来就逐渐有意识地用蜜蜂螫身上的相应部位来治疗相应疾病。

一、蜂刺文献记载

1. 古籍记载

利用蜂针疗法治病，在我国民间流传已久，但古代医籍、方书中尚未见有直接记述。《诗经·周颂》为我国最早文字记载蜜蜂的资料："予其惩，而毖后患。莫予荓蜂，自求辛螫。肇允彼桃虫，拼飞维鸟。未堪家多难，予又集于蓼"，其用的是一种比喻的手法告诫人们不要激怒蜜蜂，以免被螫。《说文》云：蜂，飞虫螫人者。

《黄帝内经》中即有"病生于内其治毒药"的治疗原则，民间称为"以毒攻毒"，但无蜂针的记载。

明代方以智（公元 1611～1671 年）所著《物理小识》卷五中，

记载"药蜂针"的配方与用法："取黄蜂之尾针合硫炼，加水麝为药。置疮汤头，以火点而灸之。"即将药蜂针置疮面上，以火点燃以灸患部。

2. 现代蜂疗专家与著作情况

陈伟（1905～1995年）生于福建省福州水门乡，首次编撰蜂疗专著《蜂刺疗法》，于1990年由中南工业大学出版社出版。1936年陈伟医生发现蜂针的神奇功效，开始从事蜂针治病的临床实践和研究，至1987年共治疗疾病30多种，计113740人次。陈先生阐述了130多个蜂疗作用点，把蜂螫针应用到作用点是其蜂刺治疗的经验。并介绍了多种疾病的蜂针疗法。

1990年南京药学院主编的《药材学》，比较详细地记载了蜂毒和蜂针的医疗功效和方法。

我国蜂疗专家房柱医师从1956年开始研究蜂毒，率先提出将民间蜂螫疗法与经络学说相结合，成为独特的针灸医术——蜂针疗法。1993年房柱、张碧秋主编的《中国蜂针疗法》首次论述蜂针疗法的多种技法和理论基础，系统记载蜂针治疗八十余种病证的辨证论治法则。1996年房柱主编的《百病蜂针疗法》论述蜂针常用十四经穴和奇穴，又拓展蜂针治疗病种达一百余种。《当代蜂针与蜂毒疗法》2002年9月由山西科学技术出版社出版，记载了大量的蜂针研究内容。

蜂疗专家陈恕仁教授将养蜂、蜂疗和科研教学融为一体，闯出了一条医教研相结合的路子，在门诊部开设蜂疗诊室，免费进行蜂针治疗。用蜂针和蜂产品治疗不育不孕症和男性病，取得了很好的疗效，并提出将蜂疗作为治疗癌症的第四疗法的大胆设想（癌症通常是采用手术、化疗和放疗三种方法）。

1997年由王金庸、王孟林、王润洲主编的《中医蜂疗学》详细论述了蜂产品的起源与作用，介绍了80余种常见病证的辨证论治方法，对中医蜂疗理论、蜂疗保健学、预防医学、临床医学和康复医学均有启迪和补充作用。养蜂专家葛凤晨从事养蜂事业至今已有30多年。2000年与孙哲贤主编的《蜂毒疗法》，由吉林科学技术出版社出版，该书以西医病名方式叙述了蜂毒对各病种的治疗。

蜂毒制作专家缪晓青教授，现任福建农林大学蜂疗研究所所长、蜂学院院长、博士生导师。研究发明了"蜜蜂电子自动取毒器"、

"神蜂精"、抗癌制剂等多项蜂疗新产品。出版《蜂疗学》、《蜂疗制品加工》等著作。

2002年李万瑶主编《蜂毒疗法》，阐述了蜂毒治疗的规律及方法，介绍了以中医病名为主的蜂针治疗。

甘家铭（原《蜜蜂杂志》主编）主编了《蜂疗挂图》，汇集了蜂产品及蜂针疗法等多种防治方法，图文并茂，形象而生动、直观地展现了蜜蜂的多种用途及人们养蜂的情形。

二、蜂疗学会及教学、临床的发展

中国养蜂学会1980年成立了蜂疗专业委员会，1992年中国预防医学会成立了中医蜂疗学组，2009年3月，北京中国民间中医医药研究开发协会成立了中医蜂疗研发专业委员会，这是蜂刺疗法跻身于中医系统的一个体现。

1991年成立了国际蜂疗和蜂产品协会（IABPS），先后在中国、日本、马来西亚和韩国等地召开了多次国际蜂疗大会暨蜂产品保健博览会，我国的房柱先生任会长。

20世纪50年代我国纷纷开发利用蜂毒、蜂王浆和蜂胶资源，并对其医疗保健作用进行了系统的研究；80年代初，中国22个省、自治区、直辖市先后开展了蜂针疗法和蜂疗保健的应用与实验研究，全国各地有多所蜂疗医院、研究所和诊所成立。全国多所大学相继开设了蜂业或蜂疗课程，宣传与发扬蜂疗的作用。21世纪，中国蜂疗事业已具规模，并自成体系。

福建农林大学蜂学院成立了蜂疗研究所、蜂疗医院，并与福建中医学院联合创办过蜂疗专业，培养了一批蜂疗与中医的人才。

广州中医药大学开设了"蜜蜂与人类保健"的选修课程，每半年一期，每期有180名学员选修，其中蜂针疗法的教学占有很大比例。另外还在研究生的特色针灸疗法中讲述"蜂针疗法应用"，深受学生的喜爱。

全国各地有多家蜂疗医院，如北京顺义蜂疗医院、石家庄大正中医蜂疗医院、河北保定中医蜂疗医院、开封蜂疗医院、福建农业大学蜂疗医院、成都蜂疗医院、连云港蜂疗医院等。

许多医院都有蜂疗科，如广东省中医院传统医疗中心有无痛蜂疗法，广州中医药大学一附院、广东省第二中医院、湖南中医学院附属医院、广西中医学院附属医院等医院均设有蜂疗门诊部，更有无数个养蜂点进行着蜂针疗法。

第二节 国外蜂刺疗法简史

蜂疗有据可考的历史，根据出土的文物记载，古埃及、印度、罗马等曾经以蜂针治疗风湿病。据称，古希腊人曾经利用蜂螫术来治疗战后士兵的肌肉疲劳。公元前2世纪古罗马西方文艺复兴时期的文献也记载盖伦曾经用蜂针治疗风湿病止痛的案例。

19世纪的欧美各国对蜂疗的研究应用也有长足的进展。俄国卢润姆斯基、奥地利医师特尔什等先后发表过蜂毒治疗风湿病的论文，后者曾用蜂螫治疗风湿病173例，以蜂螫疗法为大批风湿热患者解除了痛苦，由"维也纳医学周刊"载文报道，这种疗法逐渐传到整个欧洲。

1935年美国的贝克总结了各家蜂刺之法。帕特·瓦格那用"蜂毒疗法"来治疗多发性硬化。瓦格那的疗法是有意让患者受到蜜蜂的攻击，用蜂毒来治疗这种硬化症。瓦格那说，蜂毒可以部分缓解由多发性硬化症导致的肢体麻木和肌无力。

1941年前苏联阿尔捷莫夫教授出版了《蜂毒生物学作用和医疗应用》一书；1938～1978年期间前苏联医学博士约里什（N. P. Yoirsh）一直从事蜂产品医学保健工作，1950年制定出蜂毒疗法方案并就蜂针和蜂针提取液的疗效作了大量的临床实践和研究，进行了专题报道。

第三节 蜂刺疗法的作用机制

蜂刺疗法是借助工蜂尾针的针刺作用及毒囊分泌的蜂毒作用进行治疗。蜂刺结构之精细，犹如天然注射针，真是巧夺天工。只要螫针接触到机体，蜂刺便会自动刺入。蜂刺往往会脱离蜂体，在螫刺器官的作用下，毒囊仍会继续有节奏地收缩，直到使蜂刺深入。蜜蜂螫针液可自动注入人体内，直到其全部注入为止。蜂刺作用于人体的经络、皮部，可达到温经通络，调和气血，扶正驱邪的作用，其多种化学成分对全身都有不同的作用。蜂针平时是包埋在蜜蜂的

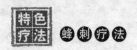

尾腹部，所以即使不消毒，也不容易引起皮肤感染，更不存在着交叉感染的问题，故蜂刺疗法是一种安全有效的治疗方法。

一、标本同治

蜂刺疗法既可治标，又可治本。除针刺的局部作用外，还有蜂毒的药理作用。蜂刺治疗的临床病证大多是虚实夹杂的病证，如对风湿病，该疗法既可治标止痛、消肿，又可治其本，补虚健脾益肾，使正胜邪却。治标与治本可通过选穴与留针时间、次数等方面来实现。如在选用关节肿痛的局部穴治疗的基础上，加上背俞、足三里等穴治疗。病有轻重缓急，治病必求其本是其原则，而蜂刺用阿是穴的治标也是为治本创造条件。

治标，即局部止痛作用。蜂刺治疗痛痹有明显止痛作用。蜂刺后局部有麻木，甚至感觉迟钝。因蜂毒中的主要成分蜂毒肽等有效物质，可抑制周围神经冲动的传导。有学者证明蜂毒对突触前后膜均起作用，使突触传递困难与受阻，并使神经节后电位潜伏期延长，结果导致神经传导阻滞。

二、消炎止痛

蜂刺具有全身调整作用，其镇痛作用也明显。有人将蜂毒镇痛效应与镇痛药相比较，结果发现其镇痛作用比安替比林强。20 世纪80 年代从蜂刺液中分离出镇痛抗炎性很强的安度肽，对脑前列腺素合成酶的抑制作用约为消炎痛的 70 倍。蜂毒可增加毛细血管的通透性，降低血小板聚集能力。蜂毒还可刺激垂体—肾上腺系统。实验证明，蜂毒可使动物皮质酮、皮质醇分泌增加，免疫力提高等。

消炎止痛、抗风湿等作用的产生可能是蜂毒进入人体，可抑制大脑皮质支配区的疾病兴奋灶，切断了疾病的恶性循环，使神经中枢恢复正常，紊乱的代谢得到纠正，从而使患者很快疼痛缓解。正因为有强大的消炎止痛作用，进一步抑制了病情发展。

三、疏经通络，活血化瘀

蜂刺疗法能疏通经络，活血止痛。蜂针液有抗凝血作用，能降低血小板的凝集作用。

调节心血管功能：小剂量蜂毒对离体心脏有兴奋作用，蜂毒肽具有抗心律失常作用，蜂毒注射引起动脉压降低，但同时又引起脑血容量明显增加。

蜂毒对垂体－肾上腺系统的刺激作用：有实验证明豚鼠注射蜂毒后可使血浆 17－羟皮质醇含量明显增加；蜂刺液或其组分蜂毒肽通过兴奋脑垂体前叶使肾上腺分泌皮质醇增加。但使用太多的蜂针也会有溶血作用。

四、双向调节功能

蜂刺疗法对机体的免疫功能具有双向调整作用。一方面对免疫力低下的患者有提高免疫的作用，如预防感冒等；另一方面又能控制机体的自身免疫反应，治疗自身免疫性疾病，如类风湿关节炎等。临床上，蜂刺治疗对免疫缺陷性疾病有效，对免疫功能亢进的疾病也有效。

由于蜂刺液的毒素经血管和淋巴管吸收，能增强人体抗炎、抗菌能力，有镇痛及免疫调节等作用；同时促进机体新陈代谢，使瘀血消除，经络疏通，疾病好转。

五、蜂针的皮部刺法作用

蜂针有类似针刺的作用，但蜂刺的针短，通过经络皮部起作用。犹如《内经》浅刺针法中的毛刺、半刺、浮刺等刺法。《内经》说毛刺（九刺法之一）："毛刺者，刺浮痹皮肤也"；半刺（五刺法之一）："半刺者，浅内而疾发针，无针伤肉，如拔毛状，以取皮气，此肺之应也"；浮刺（十二刺法之一）："浮刺者，傍入而浮之，以治肌急而寒者也"；直针刺（十二刺法之一）："直针刺者，引皮乃刺之，以治寒气之浅者也"，都有浅刺的效果。蜂针疗法还有蜂针液起作用，故较之针灸疗法的效果更强大。

第二章

蜂刺操作方法与主治

第一节 蜂刺治疗原则

疾病有寒热虚实，蜂刺治疗除应辨证论治外，还要辨时论治、辨病论治。蜂刺治疗要合理选择蜂种，并根据疾病的虚实证候，酌情使用不同的腧穴、蜂刺量、治疗频度和疗程等。虽然，许多人用"以痛为腧"的痛点治疗，也有一定的效果，但是只有在中医基本理论的指导下，通过反复实践总结出来的理、法、方、穴治疗，才能更好地治愈疾病。

一、调和阴阳

中医学认为，疾病发生的根本原因是阴阳失去平衡，出现偏盛偏衰的结果。《灵枢》云："用针之道，在于知调阴与阳"，调和阴阳是中医蜂刺疗法的基本原则。而蜂刺治病的作用，就在于调节阴阳的盛衰，使机体恢复"阴平阳秘"的生理状态，从而达到治愈疾病的目的。蜂刺治疗调和阴阳的作用，主要是通过腧穴的配伍和治疗方法来完成的。

二、补虚泻实

在中医理论中，治病要因人而宜，根据机体的功能状态、虚实情况进行治疗。虚：是指人体的正气不足；实：是指疾病的邪气旺盛。《灵枢·九针十二原》说"凡用针者，虚则实之，满则泻之"；《灵枢·经脉》言"盛则泻之，虚则补之，热则疾之，寒则留之，陷下则灸之，不盛不虚以经取之"。蜂刺的"补虚"和"泻实"，主要是通过正确掌握腧穴的配伍及蜂刺疗法的数量及操作技巧等方法，激发机体自身的调节功能来实现的。临床选穴处方治疗时，可用本经穴补泻、异经穴补泻等方法进行治疗；并且体虚者蜂刺用量宜少，采用散刺或点刺法治疗；体实者蜂刺用量可多；过敏体质者蜂刺量宜少；耐受性强者，可加大蜂刺量的治疗，充分发挥蜂刺的刺激作用及蜂毒的效应。

三、分清标本，局部与整体结合

标与本是相对的概念，含义颇广。如正气为本，邪气为标；病因为本，症状为标；先病为本，后病为标。标与本基本概括了疾病过程中对立双方的主次关系。标，属于疾病的现象与次要方面；本，属于疾病的本质与主要方面。一般来说，急则治其标，缓则治其本，标本俱急则标本同治。《素问·标本病传论》说："知标本者，万举万当，不知标本，是谓妄行。"蜂刺疗法应用标本理论，主要用以分析病证的主次、先后、轻重、缓急，从而确立治疗原则与处方用穴。如关节痛患者，腕膝关节热痛肿胀，则应首选关节局部穴位，即急则治其标；然后再选用治疗体虚的腧穴，即缓则治其本。而对一般正虚邪实的关节疼痛，既可选用补虚的腧穴治其本，如足三里、关元、气海、悬钟等穴，又可同时选用阿是穴治其标。对于易过敏的患者，治本为主，治标为辅，常用足三里、肾俞、志室等穴。

从穴位的主治来看，有些穴位主治局部病，有些穴位不仅能治局部病，而且能治全身病。如神门穴，既可宁心安神治疗心悸、失眠等证，又可消炎止痛，治疗腕关节痛等局部病证。蜂刺治疗要善于掌握局部与整体的关系，从辨证论治的整体观念出发，选穴治疗，才能避免头痛医头、脚痛医脚的片面性，从而达到提高疗效的目的。

以上所说为治疗常法，但重点需要辨证论治，常中应有变通。如蜂刺治疗初期，局部肿胀很甚，就不应该在原穴上再针，而应该用其他穴位代替。有的穴位虽然好用，但蜂刺有其特殊性，怕肿胀影响活动功能而初期不宜针，如神门、内关、委中等穴，故此蜂刺疗法与一般的毫针刺法是有区别的。

第二节　蜂刺选穴处方规律

随着蜂刺疗法应用的不断拓宽，蜂针引起了医疗界广泛的兴趣和关注。蜂针处方原则是局部选穴、远道选穴、辨证选穴、辨时选穴等相结合，恰当配合使用蜂产品、艾灸、拔火罐、放血、针刺、食疗等方法达到调整阴阳，通经活络，调节脏腑、防治疾病的作用。

一、近部选穴

此法又可称辨位取穴，是指在病痛的局部和邻近部位取穴，起到活血通络、散瘀止痛的作用。阿是穴，即痛点的应用，以及"按之快然"是近部取穴的典型方法。主要适用于局部症状比较显著的病证或体表部位明显的症状。如：四肢关节等处的风湿痛取其痛点；耳聋耳鸣取耳周围诸穴；膝关节痛取膝眼、阳陵泉；腹痛取天枢、中脘、气海；痛经取归来、次髎等穴；踝扭伤取丘墟、昆仑等穴。蜂刺疗法的局部治疗作用较明显，故此在民间朴素的蜂刺治疗中，很大程度是采取了该取穴法。

二、远部选穴

此法是取离病变较远的部位，根据阴阳、脏腑、经络学说取穴，以达到通调经脉气血，调和脏腑功能的目的。

1. 循经取穴

（1）本经取穴法：即某经有病，取某经的腧穴治疗；某脏腑有病，取该脏腑相属相络的经脉腧穴治疗。如：胃痛取足三里（胃经）；颈项痛取后溪（小肠经）或悬钟穴（胆经）；腰背痛取委中穴（膀胱经）。

（2）异经取穴法：可用前后配穴法、上下配穴法、左右配穴法、表里配穴法、远近配穴法、原络配穴法等，如咳嗽、哮喘（肺经病），取大肠经的曲池、肺经的尺泽（表里经配穴法）；胃痛（胃经病），取心包经的内关穴与脾经的络穴公孙治疗（上下配穴法或八脉交会穴配穴法）。

2. 同名经取穴

即同取同样名称手或足的经脉。如：胃火上炎之牙痛（足阳明胃经病），取手阳明大肠经的合谷穴、胃经的内庭穴，可泻火止牙痛（两穴均为阳明经穴而为同名经）；足厥阴肝经引起的胸满气逆，取手厥阴心包经的内关穴，配合足厥阴肝经的太冲穴以疏肝理气（两穴同为厥阴经穴）。

三、辨证选穴

此法是针对病者全身性的疾病或症状在辨证论治的思想指导下，以法统方。"辨证论治"为中医学的精髓，故在蜂针取穴治疗中占有重要的地位。临床上有许多疾病，如发热、眩晕、失眠、贫血等无法辨位，不能按照部位选穴的方法，这时，就必须根据病证的性质进行辨证分析。例如：脾胃虚寒的体倦乏力，温中散寒，取穴脾俞、胃俞、中脘、足三里穴。又如：治发热可取大椎穴；所有关节筋脉疾病均可取阳陵泉穴；腰酸膝软的肾虚者可取肾俞、太溪等穴；鼻塞、鼻炎等证可取飞扬穴；头晕目眩等证可取太冲穴等。

四、随症选穴

由于此方法是从治疗某些特殊疾病或独特症状的长期临床经验中总结得出的，又称"经验选穴"。如：痰多取丰隆或中脘；恶心呕吐取内关；贫血取膈俞、脾俞；气喘取定喘或膻中；坐骨神经痛取秩边、环跳、阳陵泉等。

五、按神经节段分布选穴

凡是以神经科病名作为诊断的均可参此项作为取穴原则，以提高疗效。如：颈椎病取"天柱"、"百劳"、"大杼"——颈三针；截瘫（痿证）患者在第一腰椎截瘫者，取第 11、12 胸椎，第 2、3 腰椎，以及相应的夹脊穴；腰椎间盘突出症者取其相应的背俞穴；面神经炎（面瘫）患者取翳风、完骨穴；三叉神经痛取下关穴等，往往可取得良好效果。

六、按时选穴法

根据时辰选穴的方法，即子午流注法中的纳甲法、纳子法、养子法、灵龟八法、飞腾八法等。这些方法是利用经穴中的特定腧穴，即五输穴、原穴、络穴、八脉交会穴等，通过不同的时间采用不同的选穴进行治疗，如子母开穴法等。对于用天干为主的治法受一定时间的限制，如夜晚开穴则不方便蜂刺治疗，所以有的人采用一定变通的时间选穴，即非开穴时，甲己相合法、夫妻开穴法等；或用诸法联合开穴法进行治疗。

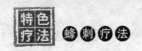

七、蜂刺疗法取穴的灵活性与特殊性

蜂刺疗法不同于一般的毫针刺疗法，并不能以其法一以贯之。蜂刺后易肿胀，故初起治疗要避免一些暴露、弯曲的部位。所以要灵活使用穴位。另外蜂针后有些硬结出现，可选用不同的穴位变换应用，无需在同一部位反复蜂刺，否则蜂针的效果会下降。

第三节　蜂刺治疗操作方法

应用蜂刺治疗疾病，目前在国内外开展主要有活蜂针刺法与蜂毒治疗法两种。而蜂毒治疗法包括蜂毒注射剂治疗、蜂毒制剂外用法、蜂毒制剂口服法。

一、活蜂针刺法

活蜂针刺法是最常用的民间治疗方法，该法集蜂毒、针刺、温灸效应于一身，是目前使用最为普遍而简捷的一种方法。其操作简便，取材容易，不需要特殊加工，只要将活蜂直接螫于患者的穴位或患处就可取效。

（一）蜜蜂的选择

进行蜂刺疗法最常用的有中华蜜蜂与意大利蜂。其中家养蜜蜂较为温驯，野蜂的攻击力更强，其毒液成分是否相同，尚未见有严格的研究。从地域来说，北方多用意大利蜂，南方多用中华蜜蜂；大蜂场多用意大利蜂，民间尤其是南方多用中华蜜蜂。一般中华蜜蜂生存力强，过敏反应较小，易于饲养与使用。

用做针刺的蜂应选用蜜蜂箱门口的守卫蜂或内勤蜂、或要飞出去采蜜的蜜蜂为佳，一般不宜选采蜜返巢的蜜蜂。使用日龄为10日以上的蜜蜂最好，此时蜂毒液充分，蜂毒成分比较恒定，若蜜蜂太嫩则蜂毒量不足。一般来说，身体尾部较黑的蜂为老蜂，颜色较浅的为新蜂，老蜂优于新蜂。

（二）蜂刺疗法的设备

准备蜜蜂：可用特制的捉蜂装置，如用蜂疗控制器、透明而又透气的有机玻璃蜂盒等装蜂；或用透气木盒装蜂；有的也无需特殊设备，只要使用便于取蜂的蜂盒即可，或用纱网、塑料袋装蜂，或用简易的透明水瓶装蜂等。有的蜂疗室直接将蜂箱搬入诊室，或蜂箱的后门置于蜂疗室内，便于随时取蜂进行治疗。准备细钳或镊子（血管钳、牙科钳等均可）用于捉蜂。

（三）操作方法

1. 直刺法

在准备进行治疗的局部皮肤消毒后，用镊子挟着活蜂腰段，对准穴位或痛点，蜜蜂则自然将尾针刺入，蜂毒通过螫针注入人体。因为蜂受到刺激有做出自卫的本能反应，蜂针会立即刺入。若蜜蜂不放蜂刺时，可轻压蜂的胸部，或去其头身部中枢部分再针。注意抓蜂时尽量勿抓其头部，易使其不放针。一般留针 10～20 分钟后将蜂针拔出。这种刺法简单易行，但局部痛感较多，过敏反应较大，对于一般不怕过敏及不怕痛者，此法为良法，治疗效果好。

有的医家用特殊的蜂盒——即"蜂疗控制器"进行蜂刺，这比用镊子或手指等直接挟蜂更能保持蜂毒，方便操作。但该操作要特殊的装置，要得心应手尚需练习。

活蜂刺激方法简便，有时新鲜死蜂也可进行直刺。有的人怕蜂，可将蜂先击昏，再抓蜂针刺，蜂也会自动放刺。但应该注意蜂昏死过久则不会放蜂刺，而且蜂昏太久的蜂针刺入较浅，放蜂针液的量也有限。

2. 散刺法

此法为散刺、轻刺、浅刺，很少痛苦，患者易于接受。该法有两种：即拔针散刺法和蜂体散刺法。

（1）拔针散刺法：是先手或用镊子捉蜂体胸部，当蜂因受刺激就会将蜂刺时时探出，再用镊子挟住蜂刺将其刺从活蜂尾部拔出。夹持着蜂针，在患部或与疾病相关的经脉、腧穴点刺即出。一般针不离钳，随刺随拔。1 只蜂针分刺 3～5 点，多至几十点，最后可将蜂刺留针几分钟，或不留针。

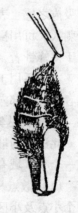

（2）蜂体散刺法：此法是将蜜蜂取出，将蜂体截出腹尾部，镊住留下的腹尾端，将其末节含蜂针毒囊的部分对准要针刺的部位，用上面的散刺法进行点刺。此法又称分身蜂针刺法。

注意散刺时用力要适中，刺要垂直，否则蜂刺会断，无法刺入其他点，也无法排毒。拔针法挟蜂拔蜂刺出来时要等候时机，所挟部位适当、用力均匀、技术娴熟。可用牙科或眼科镊，挟住蜂刺的上 1/3 与 2/3 交界处，挟的部位过上易夹住毒囊，太下易夹伤蜂刺。挟蜂刺时用力要均匀，用力太大会损伤蜂刺，太小易使蜂刺滑落。蜂刺拔出后要即时使用，否则会不易刺入，或使蜂毒大量排出而失去治疗目的。

本法适用于畏痛者、高敏体质患者、蜂刺保健者及面部穴，散刺法治疗可以减少发生过敏的机会。

3. 点刺法

此法与散刺法区别为不从活蜂体中拔刺，是直刺法与散刺的结合针法。可分为挤毒囊点刺法和多位点刺法两种。

（1）挤毒囊点刺法：让活蜂直刺后将毒囊挤扁即拔刺，用手指挤或用镊子挤均可，注意事项同散刺法。

（2）多位点刺法：是先似直刺法，将蜂针刺入穴位，然后再迅速用镊将蜂刺从皮肤穴位上拔出，将蜂针刺入第 2、第 3 点等其他穴位。即每针 1 穴，镊可离针，该法能刺 3～8 点。每穴点可留针 1～6。

多位点刺法点刺时关键在于从皮肤上拔出蜂针时要紧贴皮肤处将蜂针拔出，沿蜂针的尖部，而不要紧夹毒囊，否则就类似挤毒囊点刺法了。用力要适中，刺要垂直，或沿着刺入方向拔出，否则蜂针易断，无法刺入其他点，无法进一步排毒。每刺一点蜂针下都会有吸拔之感，表示蜂针到位，最后可将蜂针留在某穴，判断蜂针是否刺入，可用摄子轻拨蜂针而无法从皮肤上脱落即为成功。此法适用于畏蜂针者，反应强烈者，或面部等部位蜂针。

本法适用于畏痛者、高敏体质患者、蜂毒疗法的初期、蜂刺保健者、及面部穴位的治疗。注意点同散刺法。

4. 蜂针丛集式刺法

此法分为散点的丛集刺法及直刺的丛集刺法，均是在一个穴位，或一个小区域有多点的刺法，集中刺激某处。又叫片针法。

（1）散点丛集刺法：在拔出针散刺与点刺的基础上，集中刺激一个小点及小区域。

（2）直刺丛集刺法：利用活蜂直刺法，在一个小区用多针刺激，少则 2～3 针，多则 20～30 针。

散点丛集刺法适用于美容、畏针者、轻浅而局灶病变；而直刺丛集刺法对某些较重而顽固疾病效果明显，如肿瘤、包块、局限疼痛等。但直刺法丛集刺法也易使局部的蜂刺造成的皮疹明显，如长期多针，易使该点的效应降低。故即使使用丛集刺法，都不宜在同一点长期蜂针。

5. 减毒蜂刺法

由于蜂针直刺法往往会使表皮疼痛，蜂刺初期易造成过敏反应，患者不愿接受蜂疗；而用散刺法又要求有技术，较难拔蜂刺，所以可采用减毒蜂刺法，或脱敏法，即控制蜂刺的点数，减少进入机体的蜂毒量。

（1）速刺速拔针法：一手抓蜂一手拿钳，蜂针点到即拔针，甚至被针者还未反应过来蜂刺即被取出，也可让钳上的刺进行多点散刺。

（2）移针蜂刺法：先让蜂针点刺在胶布、绷带、胶手套等物品上，能使蜜蜂放刺针的物品即可。再用尖细镊子从物品上夹住蜂针中下部，将蜂针拔出，然后针不离钳地散刺，或点刺在穴位上或经络皮部。

意大利蜜蜂尤其可用此法以减毒治疗，注意在胶布上取针时间不易过长，一般在蜂刺后的 1～10 秒内完成；而且拔刺时不要挤压蜂的毒囊，否则蜂毒流失多，达不到蜂针治疗的目的。

6. 自动蜂针刺法

自动蜂针刺法是让活蜜蜂在人身体上自由爬行，然后将有病痛的机体暴露于蜜蜂的活动范围之中，可将其余身体包裹，让蜜蜂在人们需要蜂针的身体上自由飞爬，当它认为某些时候与部位该下蜂刺，它会自动放出蜂刺，留于客体。

此法要求：①暴露需要蜂针的地方；②控制一定蜜蜂的量在这些区域爬行；③护着一些不必要被蜂刺的部位，如面部、眼睛、耳孔等。要保持一定的安静环境，只要不激惹蜜蜂，蜜蜂会神奇地对一些部位进行蜂刺。为何蜜蜂会自动在某些部位蜂针？如何能控制其自动蜂针是个值得研究的课题。

此法有神奇的一面，让蜜蜂自动选择该针的部位或穴位。这些部位被认为是病在其所。虽然该法难于控制蜂针的时间与剂量，但

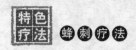

接近自然。

7. 晕蜂速刺法

有人称此为死蜂针刺法。将抓好的蜜蜂拍晕，迅速将晕蜂针入穴位。其实此时看似死蜂，但并未全死，其本能遇有物体还是可以放针。其针的活力视蜂晕的程度与时间而强弱不一，最长3天后尚可放针。蜂针操作者可以迅速敏捷地进行蜂刺治疗，而对蜂疗者无误伤之虑。只是如何控制蜂晕的程度要一定的技巧。

（四）初期接受蜂针法

初期接受蜂针疗法是最容易出现过敏反应的阶段，尤其要注意观察患者蜂针后的各种反应，以避免严重过敏反应的发生。

1. 初期治疗的小量渐进法

蜂刺治疗的小量渐进法是指初次接受蜂刺治疗的患者，先用蜂刺或蜂毒注射液进行皮肤刺激，以观察患者的局部及全身反应。因为许多患者在初次接受蜂刺治疗时都有一定的过敏反应，严重者可出现全身反应，所以进行必要的小量皮试是非常必要的，可以避免患者不必要的痛苦，以提高蜂刺治疗的规范性。对于活蜂刺激为主的治疗，初期的小量渐进法是安全而有效的保障。

初期的小量渐进法，也称为试针。小量用蜂针的作用，一方面试用蜂刺的用量小，可不出现严重的过敏反应；另一方面，可以观察患者使用蜂刺会有些什么反应，及推测患者是否可用多量蜂刺，故此对于蜂刺治疗的安全性、预见性是非常有必要的。

（1）初期活蜂治疗的方法：对初蜂针者，往往是将蜜蜂（多采用中华蜜蜂或意大利蜂）1只，挟住蜂的腰段，螫刺在患者的1个已常规消毒的穴位上；或取出1只蜂的蜂刺，以点刺、散刺穴位；或留针5分钟后，将蜂刺拔出。蜂针后观察15~30分钟，若局部红肿直径小于5cm，而又无不适的局部或全身反应者，可接受常规的蜂刺治疗。若局部红肿半径大，或有全身反应者，为阳性反应，则今后接受蜂刺治疗时易出现过敏反应，应用脱敏方法进行治疗；对于全身反应严重者，可不予以治疗。

皮肤划痕反应进行皮试：可将蜂刺液全液或稀释液涂布在皮肤上再用细针划痕；或划痕后涂蜂毒制品，观察皮肤反应。如皮肤反应明显，表示其原来接触过蜂刺或蜂毒制品，蜂刺时注意其过敏反应。但用蜂针液皮肤划痕无反应者，也不能完全判断为今后无反应，还必须用小量渐进法进行蜂针治疗。

（2）初期蜂针部位的探讨：初针部位多用肾俞、志室、外关、曲池、手三里、大椎、足三里、血海等穴，或前臂外侧皮肤，或痛点。

有人认为，蜂刺试针以内关处为好，但有学者认为蜂刺的试针以肢体伸侧为好[1]，以阳部为佳，以肌肉丰厚处为优。因为肌肉丰富处，发生局部肿胀时不明显；其次用伸侧试针，从四肢对肢体功能活动的影响程度来看，肢体的伸侧面比屈侧面影响小。即使是肿胀，也不至于严重地影响日常生活与工作，如果用屈侧，当肿胀甚时，可使指、腕等部位活动障碍，给生活与工作带来不便。

对于关节痛，很多患者都想得到立竿见影的效果，在不影响肢体及手指等部位的活动时，蜂刺螫痛点如手指的痛点是可以的，但这些痛点（阿是穴）多在指端及关节活动处，肿胀显见，活动不利，所以用指背部为好，而手指两侧因神经血管通过，所以要避开为好。

蜂疗时，针刺在近头部、颈部，近心端的反应重；远心端反应轻，近肾上腺区反应轻等。有人报道[2]：蜂刺志室穴，是预防与治疗Ⅰ型超敏反应性疾病（荨麻疹等）的特效穴。认为志室穴是肾上腺的体表投影，刺激志室穴可温补阳气，增加肾上腺皮质的反应，调节垂体—肾上腺系统的功能。相对来说，志室、肾俞穴局部肌肉多，肿胀隐见，消散快，是初针者的理想部位之一。但这也是在量小的情况下才可以防过敏，从部位来说，对于蜂刺疗法反应敏感者，无论任何部位都可使机体有所反应。有人用大椎穴做为试针处，因大椎穴靠近头部、近心部，故发热等全身反应出现较早。临床上高敏体质的人也不少见。如笔者曾治疗一哮喘病患者，因其以前曾被蜂螫刺过，当日蜂刺左侧足三里，使用点刺法，未留针。治疗后不但当日有发热，而且第2天即肿至踝关节处。因此，对于曾接触过蜂刺、蜂毒注射的患者，初针的部位及量更应该引起注意。

（3）初针后反应的判定：蜂刺试针后的反应有多种，一般是看局部是否出现红肿、皮丘等，红肿的范围，以及是否有全身反应。

---

[1]　李万瑶. 蜂针治疗的皮试方法探讨. 中国自然医学杂志，2003，5（4）：247

[2]　张世芬，张鑫华，杜庆华. 蜂刺志室穴防治超敏反应264例. 滨州医学院学报，1996，19（5）：501

蜂刺处出现的红肿反应，一般为渐进性的漫肿，在半小时之内不一定会肿到很大，过去人们认为红肿达10cm以上时不可以进行蜂刺，但如今我们持保留意见。其实只要轻点蜂刺，随刺随拔蜂刺的话，只要不是出现全身的、严重的过敏反应，都可接受蜂疗，不必拘泥于红肿范围的大小。但是要用微量蜂刺的点刺、散刺，使其安全度过初期蜂刺治疗的过敏期后才能用常规的蜂刺治疗量。

蜂刺治疗反应大小与当前的服用药物有关，如仍在使用肾上腺皮质激素，如泼尼松、地塞米松等；服用免疫抑制药，如甲氨蝶呤等；服用消炎止痛药等，都对其过敏反应有抑制、减少及延缓的影响，甚至不出现明显反应。所以如何制定皮肤反应范围的标准，人为划分为何种程度为阳性而不能接受蜂疗，并不是绝对的。

（4）初针期间过敏反应的处理：初针后过敏反应的处理仅是针对接受蜂刺出现较严重反应者而言，如果反应不严重就没有必要进行处理。目前对于反应重者，多数是以对症治疗为主。如肿胀时，局部用氨水、人奶、童便、碱性肥皂外涂，中草药外敷或外涂（青苔、半边莲、七叶一枝花等），或用驱风油、万花油、季德胜蛇药片、皮炎平霜等。如出现风疹等反应，可用抗过敏药，如扑尔敏、苯海拉明、克敏、泼尼松或地塞米松等。

如出现过敏性休克严重者，必须送医院抢救。病较轻浅者，可用人中、内关、足三里等穴针刺或指压，艾灸百会、关元、气海、足三里等穴；严重者应酌情注射肾上腺素，皮下或肌内注射0.3~0.5mg（0.1%注射液0.3~0.5ml）；或用肾上腺素0.1~0.5mg以生理盐水稀释后缓慢静脉推注，或取本品4~8mg加入500~1000ml生理盐水中静脉滴注。血压降低可用可拉明肌内注射、静脉注射或静脉滴注，0.25~0.5g/次。风疹较多可静脉注射葡萄糖酸钙1~2mg/10~20ml。

初期蜂刺反应的大小，可帮助医生制定有效的治疗方案。蜂针处红肿范围大，提醒我们应密切注意，或用脱敏方法。鉴于上述所说，只要小量点刺渐进施行蜂刺的话，绝大多数患者可以进行蜂疗的。实际上只有极少部分患者难以接受蜂刺治疗，约为2‰。我们所说的小量散刺法，实际上也是脱敏蜂刺疗法的一部分。

2. 初诊蜂针穴位处方探讨

对于蜂针穴位处方的研究：穴位处方往往是局部用穴与辨证选

穴相结合，又要考虑部位的特殊性，及蜂针后的反应特点。患者在接受蜂针治疗时，我们进行了局部用穴、阿是穴与远端穴的观察，结果两者虽然均有效，但是局部用穴和阿是穴的局部止痛以及短期效果优于远端取穴的效果。经过长时间的治疗后，远端取穴的效果与局部取穴的效果基本持平。

（五）中后期接受蜂针疗法

蜂针的初期治疗均有各种程度的不良反应，即一系列的过敏反应，此期的时间约为 1 个月。度过这 1 个月后的治疗则为中期治疗。一般可视患者体质与接受程度逐渐增加蜜蜂的用量，可从散刺、点刺等法过渡到活蜂直刺法。再按照逐日加一蜂针法，或隔日加一只蜂，直至患者能接受而病情又需要的蜂量以进行维持量治疗。

后期接受蜂针疗法：后期是对于某些顽固性疾病，或必须维持蜂针治疗而言，并无严格的时间段。当疾病经过一定时间控制病情后，蜂针治疗应该持续治疗，维持机体一定量的蜂针刺激以巩固疗效。此期是定期接受一定量的蜂针即可，可以是每周一次，或半月一次，有的甚至可以一个月一次。有的患者在疾病有发作的苗头时再来进行一段时间的持续治疗，切莫等疾病很严重，甚至关节变形，或关节强直后再来治疗，这样就很难发挥蜂疗的特性了。

但必须注意的是，间隔一定时间未做治疗的，再行蜂针治疗容易出现过敏反应[①]，因而要根据其体质而决定用蜂的多少。有的人间隔半个月即反应很剧烈，而有的人间隔半年 20 多针是没问题的。所以注意个体差异，因人而异是蜂刺安全的保障。

（六）出蜂针

一般当直接用蜂针刺入后，蜂刺连其毒囊会留于皮肤穴位上，留针 5 ~ 20 分钟可将蜂刺拔出。否则因蜂刺对于机体是异物，易使局部产生反应，或有硬结形成。

（七）蜂针刺激量

活蜂刺的刺激蜂量应因人、因时、因病、因体质、因状态而采用不同的治疗。对于用蜂量的观察：患者在同样有效的情况下，用蜂剂量差别较大，用蜂量多的可每次接受 40 多只蜂针，蜂量少的患者，每次仅用蜂 1 ~ 2 只，可能还是点刺。故此表明接受蜂疗的患者

---

① 李万瑶. 间隔一定时间后用蜂针治疗的探讨. 中国养蜂, 2005, 56 (3): 28

的个体差异较大。有学者曾经做过蜂针小白鼠致死量的观察，发现有的小鼠2只即会死亡，有的则100只也未死亡。

对于机体敏感度大，初期治疗的患者，蜂刺的用量宜小，一般由1~2只开始，每天增加一只，或维持在2~3只蜂的水平。蜂刺量达到出现全身反应时，如遇严重过敏反应，如发热、全身风疹等症时，说明机体对蜂刺已处于饱和状态，必须减少蜂刺量，待度过蜂毒的过敏期后，再逐渐加量；或暂停蜂刺，休息一段时间再从小量开始蜂针。蜂针后出现淋巴结肿大的，在其淋巴结所管辖区内不宜蜂针，如颈淋巴结肿大的，头面部不宜再针，腹股沟淋巴结肿大的，下肢不宜针；腋下淋巴结肿大的，上肢不宜针。待休息几日肿大淋巴结减退后可以继续蜂疗。

过敏期以后所用蜜蜂只数视患者的体质和病情而定，每天8~15只左右。一般都将蜂刺量维持在10只左右。对于已经对蜂刺有耐受性的患者，疾病又较严重的话，可使蜂刺达到30~50只蜂。而身上蜂针后出现风疹的，表示用蜂量过多，宜减少蜂量。机体的免疫功能及解毒功能有一定限度，超出蜂量，会加重机体的负担。同时蜂刺的多少，并不一定与蜂刺治疗的疗效成正比。有的人仅几只蜂，就可收到良好的效果，故应因人而异，适可而止。

二、蜂毒治疗法

虽然活蜂直刺法有许多优势，但不良反应较大，使患者表皮疼痛较剧烈，而且较难准确控制蜂毒的用量，一只蜜蜂螫于皮肤大约释放0.1~0.3mg（约3~4μl）的蜂毒，停留在皮肤时间的长短也对释放蜂毒的量有影响，另一方面治疗还受蜂源、时间和空间的限制，不便于推广使用。故此要将古老的传统医疗技术转化为现代医学技术，蜂毒治疗具有很大的发展前途。目前世界的医学家们正在用蜂毒治疗疑难杂病，对其临床和机制进行研究。

蜂毒制剂属生物药品，目前都提倡用蜂毒提取液，甚至研究其有效成分、有效部位；对单一组分的提取，将使某些治疗作用得以加强且疗效得以提高。蜂毒注射液尚可对一些作用不大，而又易引起过敏反应的酶类、肽类等成分进行删除，这是活蜂刺所难以实现的。如蜂毒溶血肽治疗脑血栓形成、血栓闭塞性脉管炎；阿度拉平肽用以镇痛效应比全蜂毒疗效强等。

（一）蜂毒制剂

19世纪末20世纪初国外就对蜂毒有所研究，并有蜂毒制剂产生。随着蜂毒的疗效进一步确立，各种蜂毒制剂也应运而生。中国对蜂毒开发利用的深入研究，始于20世纪50年代。主要产品有蜂毒水针剂、蜂毒粉注射剂、蜂毒外用药等。

早期我国生产的蜂毒注射液是用蜂毒10000单位 + 盐酸普鲁卡因2.5ml、注射用水1000ml制成。蜂毒注射液由于有质量监控，所以成分、含量等较恒定，因而疗效也较稳定。

目前我国许多地方均有生产蜂毒注射液。房柱先生研制的蜂毒制剂"风湿安"及蜂毒制成的无菌干粉针剂，是类白色的粉末。1996年安徽马鞍山市四海等药业公司生产"神针"牌蜂毒注射液。

国外的蜂毒制剂有：德国生产的粉针剂和软膏制剂——蜂散痛，赋尔安平针剂、软膏和搽剂；捷克生产的真蜂素软膏和注射液；保加利亚生产的蜜蜂毒软膏和搽剂，等等。

目前许多精制的"蜂毒注射液"是用生理盐水配制的蜂毒多肽灭菌溶液。采用科学方法，从蜂毒中去除了主要的致敏原（如磷脂酶A_2和透明质酸酶等）和致痛物质（如组织胺和5 – 羟色胺等）。克服了旧蜂毒注射疗法的两个缺点，即可消除少数人的过敏反应和局部刺激疼痛感。药理研究与临床证明，新的蜂毒（多肽）制剂的抗炎和镇痛作用可以与天然蜂毒比拟，而过敏反应未见发生，未见有副作用发生。

（二）蜂毒治疗方法

1. 蜂毒制剂注射疗法

蜂毒注射法可按注射液的说明书进行注射。一般注射方法有二种。

肌内注射法：用消毒的注射器吸取蜂毒注射液（水剂、油剂、调好的粉针剂等）肌内注射。

穴位注射法：在选取的穴位上，进行常规消毒，用快速进针法将针刺入皮下组织，然后缓慢地推进或上下提插，探得酸、麻、胀等"得气"感应（效果较好），回抽无血后，即可将蜂毒注射液缓缓地推入。如药量较多，可以作多向针刺注入，或边注边退。

注入蜂毒的剂量要根据病情、患者的体质及注射的部位而定。一般开始以低浓度小剂量为宜，以后渐增。剂量为0.5～3mg/d，最大剂量 5mg/d。穴位注射剂量：头面部穴位每穴 0.3ml，胸背部穴位每穴 0.5～1ml，四肢部及腰背部穴位每穴 1～5ml。患者在一般情况下，隔日注射 1 次；对蜂毒反应轻微或病情较重的患者，每日 1 次；对蜂毒反应强烈者可隔 2～3 日 1 次。

2. 蜂毒电离子导入法

蜂毒电离子导入法是指借助直流电离子导入仪，将蜂毒从穴位皮肤导入体内治疗疾病。本法既有直流电的治疗效应，又有蜂毒的刺激作用，可扩张血管、消炎止痛。导入的离子主要来源于蜂毒注射液，其极性为阳极，带正电荷，故蜂毒溶液应从阳极的衬垫板导入。

将蜂毒溶液直接均匀洒在离子导入仪阳极的药垫上，置于穴位或病变局部的皮肤上，然后接好负极（负极可用生理盐水或中药液，川芎、毛冬青溶液等，对痛证效果好），打开离子导入仪的开关，进行离子导入，使蜂毒导入体内。输出电流强度应由患者的耐受性和肌肉的厚薄而定，以患者有感觉，又不引起疼痛，或患者仅有轻微针刺样的感觉为宜。

此离子导入衬垫法的电极部位，可用对置法或并置法。注意要保持衬垫的湿润，否则无法导电；并注意两电极勿穿过心脏。

（1）对置法：用左右双侧对称，或部位的前后对称进行治疗。如治疗肩周炎，肩前与肩后各放一个电极对置；治疗支气管哮喘，用前后对置法，胸前天突或华盖穴放一电极，配合背后肺俞或定喘放一电极；治疗手部疾患，可用内关对外关穴；治疗面瘫时，可将正极置于患侧面部，负极置于肩胛区；足跟痛，可于照海穴与申脉穴各放一个电极。

（2）并置法：即两电极并列横排或竖排。如治疗网球肘，可在手三里与曲池各放一个电极；治疗腰痛或腰椎间盘突出时，两侧肾俞或大肠俞各放一个电极，或命门与腰阳关或秩边各放一个电极；膝关节痛，可在血海穴与阴陵泉穴各放一电极。

除用衬垫法外，还可用体腔法与水浴法，但体腔法需要特制的体腔电极插入，而水浴法是将蜂毒倒入溶液中浸泡通电极。每次治疗一般为 10～15 分钟，每日或隔日治疗 1 次。

此法蜂毒用量较大，不可能全导入，故此容易浪费。

3. 蜂毒超声导入法

超声导入法是指用超声波治疗仪以蜂毒注射液或蜂毒软膏为接触剂，进行离子导入的方法。该法与电离子导入法有相似之处，但主要利用超声波的机械作用、温热作用及化学作用。

应用蜂毒穴位超声中频导入治疗支气管哮喘是中医学和现代医学相结合的一个例证，超声波有其特有的治疗作用，有人将超声波置于胸腺区，发现能刺激脾脏内抗体生成细胞，并抑制 IgE 的生成，认为超声波能产生非特异性脱敏反应。

该法常用直接接触法进行治疗。即将超声波声头直接和治疗部位的皮肤接触，中间放蜂毒制剂。

（1）移动法：轻压声头，均匀移动于受治疗部位。适应于范围较广的病灶治疗，是临床常用方法。

（2）固定法：用适当的压力将声头固定于受治疗部位。多用于神经根及较小的病灶及痛点治疗。但目前此法已较少应用。

（3）穴位治疗法：用超声刺激穴位。通常每穴作用 $0.5 \sim 2$ 分钟，声强为 $0.25 \sim 0.5 \mathrm{W/cm}^2$，可适当加压将声头固定于穴位进行治疗，此法无痛、无不适感。

本法用于主治各种疼痛、肌肉酸痛、肌力降低、关节变性、骨质增生、硬皮病等。一方面具有蜂毒的药理作用，另一方面，超声波的温热效应，可增强血液循环，加强代谢，改善局部组织营养，增强酶的活力，降低肌肉和结缔组织张力，缓解痉挛及减轻疼痛，同时又可降低感觉神经兴奋性，起到镇痛作用。

超声和电场作用于人体肺俞、膻中、定喘等穴位，可以宣肺理气、止咳化痰、平喘、调节机体生理功能，超声局部产热对穴位又有一定灸的作用。

4. 蜂毒雾化吸入法

蜂毒雾化吸入法是指以超声雾化器，或用蒸汽喷发的方法，用吸入器所发生的水蒸气来带动雾化的蜂毒，患者由一个磁管将含有蜂毒的蒸汽吸入的治疗方法。

肺泡吸收面积非常大，因而药物从肺内吸收极为迅速。首先用雾化装置将蜂毒雾化，主要用于治疗支气管哮喘、慢性支气管炎、急慢性咽喉炎等病。

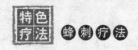

5. 蜂毒软膏及擦剂外用

蜂毒软膏外用是指将蜂毒软膏涂于患部，或按摩时当润滑剂外涂。该法对骨关节痛、某些皮肤病效果颇佳，可改善局部血液循环，增加新陈代谢，消肿止痛。

蜂毒软膏制剂：将水杨酸 3g、纯蜂毒 1g、硅酸盐适量，用凡士林加至 100g，调匀制成软膏。国外在早期就有生产，如德国 1934 年就生产了赋尔安平软膏（Forapin，蜂毒 90 蜂单位、烟酸苯酯 0.1g、水杨酸龙脑酯 1.5g、烷基樟脑 3g、氯仿 25g、乳化基质加至 100g）。

"神蜂精"是一种新型的外擦剂，由福建农业大学缪晓青教授采用蜜蜂生物素精制品与民间祖传中药秘方经科学配制而成。主要含有由蜜蜂毒提取的蜜蜂生物素以及肉桂、乳香、九里香、穿山龙、冰片等中草药，具有抗炎消肿、化瘀镇痛、活血排毒、扩张血管、提高机体免疫力和恢复组织创伤的能力。神蜂精主治腰椎间盘突出症、强直性脊柱炎、颈椎病、类风湿关节炎、肩周炎、腰肌劳损、神经性麻痹及各种无名肿痛、烧伤、烫伤等。以外用刮痧为主要治疗手段。具体使用方法：先用热毛巾清洗患处，然后用适量的神蜂精均匀涂在患处及对应的穴位上，再以刮板轻轻地刮擦，等药液完全渗透到皮肤内之后，再涂抹适量药液，再轻刮至药完全渗入皮肤内，反复 3 次即可，每日早晚 2 次。

复方蜂毒擦剂是以大胡蜂毒液为君药的彝族药，该药经云南省双柏县蜂养殖研究会的药理、毒理及临床试验表明，具有疏通经络、活血化瘀、消肿止痛功能；对风湿性关节炎、肩周炎、四肢麻木及牙痛疗效显著，且安全无毒副作用。

6. 蜂毒制剂口服

通过蜂毒制剂口服以治疗。如新西兰天然蜂业公司出品的蜂毒胶囊。含有蜂毒素、蜂毒明缩氨酸、透明质酸酵素、多巴胺、阿托品、蜂蜜等。有强效杀菌，刺激肾上腺产生皮质醇，抗炎去痛的作用。适用于治疗各种痛证，特别是关节痛。但是蜂毒是蛋白质，经过胃肠，蛋白质无法存留，是何治病机制尚待探讨。

（三）综合疗法

多种治疗方法联合应用，能提高疗效。有人将蜂毒穴位注射法结合电热敷治疗痹证，一方面利用蜂毒本身促肾上腺皮质激素样作用和扩张血管、抗菌、消炎、止痛等作用，通过穴位注射，集针刺、药物于一体，直达病所，又通过中药电热热敷疏通经络，消肿散结，从而达到解除疼痛，恢复肢体正常功能的目的。

尚可在蜂疗基础上，结合矿泉浴联合应用，效果优于单纯矿泉浴或蜂刺疗法。因矿泉水可促进蜂毒吸收，提高蜂毒的疗效，同时可以减轻蜂毒引起的局部瘙痒、渗出等，从而改善组织血液循环，促进炎症吸收，达到通经活络、消肿止痛的目的。

还可蜂刺疗法结合理疗和药物治疗；或应用蜂刺疗法的同时，配合使用蜂胶，或配合服蜂蜜、蜂王浆或蜂花粉，从而提高其临床疗效。如韩国有人用蜂刺结合服用蜂王浆、蜂胶、蜂花粉治疗肝硬化患者 18 例，效果良好。

第四节 蜂刺疗法的适应证与禁忌证

蜂刺疗法是将蜂毒的药理作用与针灸学原理相结合的一种疗法，长期以来民间所用的病种非常广泛。临床已探明蜂刺疗法对于类风湿关节炎、风湿关节炎、强直性脊柱炎、神经痛等及某些骨关节疾病，有止痛、消肿作用，有一般药物难以比拟的疗效，逐渐为医家所重视，应用于临床。

一、适应证

神经、肌肉疾病：如各种神经痛、神经炎、运动神经元疾病、周围神经损伤、头痛、多发性肌炎、中风后遗症、震颤麻痹、糖尿病的神经病变、老年性痴呆等。

变态反应与免疫性疾病：如类风湿关节炎、风湿病、过敏性鼻炎、强直性脊柱炎、皮肌炎、系统性红斑狼疮、硬皮病等。

骨关节病：如颈椎病、肩周炎、腰扭伤、椎间盘突出症、关节滑膜炎、骨质增生、痛风性关节炎等。

内科疾病：高血压、肝炎、肝硬化、支气管哮喘、甲状腺功能亢进、胃肠功能紊乱等。

外科疾病：胆石症、腱鞘囊肿、腱鞘炎、纤维瘤、血栓闭塞性脉管炎、红斑性肢痛症、扭挫伤等。

妇科疾病：卵巢囊肿、子宫肌瘤、痛经、慢性盆腔炎、更年期综合征、乳腺小叶增生病等。

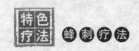

儿科疾病：舞蹈病、小儿遗尿等。

五官科疾病：面神经炎、耳鸣耳聋、下颌关节综合征、虹膜炎等。

皮肤科疾病：荨麻疹、银屑病、带状疱疹等。

一般针灸科的适应证，蜂刺治疗也都适应，但必须注意蜂刺与针灸有一定的区别（见下表），尤其要注意蜂刺前期的过敏反应。

表1　蜂刺与针刺疗法的比较

	蜂刺治疗	针刺治疗
效用	浅针刺、蜂针液效用（针＋药理作用）	单纯针刺作用
表皮感觉	表皮刺痛	疼痛轻浅，针下得气感重
得气感觉	不明显（多为痛感），时有一些得气的感传	得气感强而持久（酸麻重胀等）
晕针现象	有	有
过敏反应	有	无

二、禁忌证

心肺功能衰竭、严重肝肾功能障碍者禁用；血压过高，有高血压危象者禁针。淋巴结持续肿大、疼痛，蜂刺处减量或停针也难以消肿者禁用；局部溃疡者局部禁用。

严重动脉硬化、月经期、孕妇、手术后慎用；严重过敏反应患者，体虚难以接受者慎用；饥饿、疲劳、大汗、大渴、腹泻时慎用。

蜂刺治疗虽然适应证较为广泛，但该疗法与针灸法不同，有其特殊性。因为蜂刺刺入，蜂毒留于体内，一时不能消除，其后效应远远超过针灸治疗；蜂毒的药理作用，虽然有时作用胜于单纯的针灸治疗，但是早期蜂刺时治病的机体过敏反应，也是针灸所未有的。故此要掌握其禁忌证，严格地控制蜂刺剂量，掌握患者状况及蜂刺治疗规律，安全有效地施用蜂针治疗。

第五节　蜂刺疗法的疗程

蜂刺治疗时间的长短，疗程的多少要因人、因病、因时治宜。

一、蜂刺治疗的次数

对一般的急性病、严重病者，间隔时间宜短，应每日1次，或每日2次，10天可休息1~2天；或1个月为1个疗程，每疗程之间休息3天~1周；或每周5~6次，休息1~2天后再针。

对慢性病又有所发作、病情缓者，可每周2~3次，一个月为1个疗程。

对某些疾病，如过敏性鼻炎、腱鞘囊肿等病，治疗1~3次，即可见功效，不需要很长时间治疗。

对一些顽固性疾病，蜂针治疗次数应多，疗程要求较长，如风湿性关节炎、类风湿关节炎、强直性脊柱炎、硬皮病等，至少要治疗2~3个疗程。

对巩固疗效者，可每周或每月1次，以维持蜂针治疗效果。

二、疗程的规律

疗程的长短视病而异，对于某些慢性病或顽固性的疾病，蜂刺疗法经常要维持较长时间。对于未接触过蜂刺者，又未服消炎镇痛药、激素等免疫抑制剂的患者，一般来说用蜂刺疗法的疗程较短。

（1）初期接受蜂针的疗程：反应期。

此期约为15~25天，常有蜂刺的过敏反应，可出现红肿、发热、瘙痒、淋巴结肿大等症。

（2）中期疗程：适应期与复原期。

此期约为20天，在刚渡过反应期后开始，机体在适应蜂疗的过程中，疾病逐渐在好转。开始患者虽然可感觉到蜂刺有一定的效果，但并未觉得疗效非常显著。此期治疗的时间视病情轻重而定。轻者1个月左右即可痊愈，重者半年至3年不等。中期治疗可以每天或隔日治疗1次，1个月为一疗程。每疗程之间休息3天~1周。在治疗后可见病情明显好转，机体免疫力逐渐增强，食欲增强，体质好转，疾病基本控制，大部分可达到临床治愈的效果。

（3）后期疗程：巩固期。

后期则为维持蜂针剂量而已，定期接受蜂疗即可。此期因人因病情而异。因许多顽固性疾病，虽然临床治愈，但是易复发。只要坚持定期治疗，一般疾病不会恶化。在停止2~6个月期间，疾病不

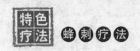

会有严重的反复。但若长期不接受蜂刺治疗，某些疾病有可能复发，或恶化。故此要进行后期的巩固性治疗。此疗程的时间宜长，甚至终身接受不定期的蜂刺保健防病治疗。

综上所述，蜂刺的疗程不能拘泥，如果病情较轻，又无太多的干扰因素，体质较壮实的话，蜂针刺激起效较快，有可能在反应期与适应期阶段疾病就已好转，或不用 1 个月就可控制住疾病，只要疾病不复发就可以不再进行蜂针治疗。如果体质亏虚，病情又重，加之长期服用激素、免疫抑制剂等药物，那么就起效较慢，需要较长的疗程。

第三章 >>>
蜂刺的不良反应及注意事项

蜂刺虽然有较好的防病保健作用，但蜂刺的不良反应也很大。

第一节　蜂刺的不良反应

蜂刺疗法近年来因其对多种疾病有独特疗效，故此临床上逐渐被患者所接受，但是进行蜂刺治疗所伴随出现的不良反应仍是人们所关心的问题。由于蜂刺液的成分复杂，其含有大量的胺、肽、酶类等物质，既有用于治疗的成分，又有引起过敏性反应的成分。所以在治疗时，特别是在接受蜂刺治疗的初期，机体会出现一定反应，但其过敏反应时间较为分散，个体性差异较大。

蜂刺疗法中引起最严重机体反应的治法莫过于活蜂直刺。活蜂直刺的过敏反应频度、程度等方面均较蜂刺点刺、散刺、蜂毒注射液为甚。

一、局部反应

1. 疼痛

蜂刺后常会出现短暂的剧烈疼痛。蜂刺的刺痛使人对蜂刺疗法望而生畏，有些患者就是因为疼痛难以忍受而放弃治疗。其疼痛的原理：一是由于蜂刺的针刺作用，加上倒钩使针体继续深入的机械刺激，二是因为蜂毒中的化学物质刺激，如存在有机酸、蚁酸等，使血管活性物质如组胺等大量释放，导致组织肿胀，并且刺激神经引起疼痛。

2. 红肿

蜂针后的皮肤红与肿是相互伴随的症状。蜂刺治疗后皮肤局部肿胀的发生是一项普遍存在的反应，几乎接受蜂刺治疗的患者均会出现，但未发现有全身肿胀的患者。故可以在患者接受蜂刺治疗前，

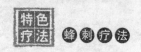
向患者解释清楚，减少蜂刺治疗后的恐慌。

蜂刺刺入后约3~5分钟，皮肤就开始出现白色皮丘。然后逐渐扩大，显示出现红肿。皮丘红肿的大小也是因人、因时、因接受蜂刺治疗的次数多少而异。初期接受治疗，红肿随次数的增加而由小变大，蜂刺后3~4个小时红肿会逐步漫延，甚至可肿胀一大片。一般在24~72小时为肿胀的高峰期，甚者高度肿胀会维持4~6天。肿胀期间，局部有酸胀或坠胀感，甚至隐痛，有的会出现皮肤水泡。且组织疏松之处，如眼皮，肿胀反应会较严重。

蜂刺治疗后红肿的发生随着治疗次数的增加呈现出由轻→重→轻的反应。无论是直刺还是点刺，一般前几次蜂刺治疗后的肿胀程度不会有很大的变化，而从第二周后肿胀程度就会有明显的增加，再以后肿胀程度较前次有所减轻。所以，临床对初期治疗的患者，治疗时在患者蜂刺第二周后更应该控制蜂刺量，防止严重肿胀的发生。而且在肿胀高峰时尤其要重视避免使用小关节附近的穴位进行治疗。长期治疗者肿胀虽然也会发生，但是其消退快，程度轻。

肿胀有时会随着瘙痒的程度与患者抓痒的程度而增加。初期有的患者如果是痒不抓挠的话，肿胀尚不会发展；但过于抓挠肿胀就会逐渐加剧。

3. 瘙痒

蜂刺过程中瘙痒普遍存在，也是由轻→重→轻的连续变化过程，该过程集中于初期1~3周之间，该敏感期后继续蜂刺，瘙痒症状轻微而稳定。

瘙痒一般在初期蜂刺后的几天，当再次接受蜂疗时就可出现。初期接受蜂刺治疗者，大约于3~4天后局部蜂刺部位有痒的感觉，夜晚尤其严重，而且越搔越痒，越肿胀。夜间痒甚可能与皮温升高有关，皮温升高可能导致多种致痒因子的释放增加。通过半个多月的过敏期后，瘙痒程度可随时日的增加，而逐步减轻。蜂刺的后期，虽然也有时在针口有瘙痒，但大多数是可以忍受的。如蜂刺后不将蜂刺拔出，或尾针残留，属于异物刺激，则痒的程度较甚，故蜂刺后提倡取出蜂针的刺。

二、全身反应

蜂刺的全身反应是值得蜂疗工作者重视的问题，也是阻止患者接受蜂疗的重要原因，故此应该尽量避免蜂刺引起的全身反应。只要能掌握其全身反应的规律与原理，全身反应是可以消除的。

1. 发热

（1）发热，有时伴有恶寒、体倦，但并非所有患者蜂刺后都会出现发热的情况。存在一定的规律：若蜂刺剂量较大，接受蜂针刺激的患者往往会发热，与蜂刺次数、蜂刺量无明显关系，但与机体敏感程度、个体差异有关。

李氏通过研究后发现：如果接受蜂刺治疗患者，采取散刺、点刺少量蜂毒治疗，或进行脱敏治疗的，可不出现此反应；但如果按逐日加量的活蜂直刺，或开始就蜂刺量大，持续较大剂量蜂针的话，必发热。

（2）蜂针刺激后发热存在一定的潜伏期。正常用蜂量的情况下，发热的发作时间一般出现在蜂针刺激后的 3~5 小时，为渐进性发展。并非是蜂针当时就出现发热反应。初次接受蜂针刺激后 5~20 天之内，当再次接受蜂针刺激时可有发热现象。若以前接触过蜂毒或蜂针刺激者，可能在再次进行蜂针刺激的当天就发热。故在行蜂针刺激时宜问清患者的蜂毒接触史，以判断是否会有发热现象。

（3）发热的程度与持续时间。蜂针刺激后发热一般波动在 37.5℃~39.5℃ 之间，甚者达 40℃ 以上。大多为低热或午后潮热。持续发热时间因蜂针刺激的剂量及机体的敏感度而异，多为 0.5~1 天。重者发热可持续 2~3 天。从未接触过蜂刺或蜂毒刺激的患者，每日以极小剂量蜂针刺激时，其发热较低且持续时间约在 0.5 天之内，甚至不会有发热反应。

2. 风疹

蜂刺治疗中有的患者有局部风疹或全身风疹的产生，多数是以递增蜂量的方法进行蜂刺时发生；尤其是蜂量较多，而又是过敏体质时，更易发生。轻者仅为局部或零散的个别过敏性皮疹；重者导致急性荨麻疹。这是一种由蜂毒引起的皮肤黏膜小血管扩张、渗透性增加的局限性水肿反应。属于Ⅰ型变态反应性皮肤病。

如遇风疹轻者，一般减少蜂量，即可消失；风疹重者应立即治疗，严重时可致喉头水肿，呼吸困难，危及生命。

皮肤荨麻疹与蜂刺后其余的旧蜂刺点的皮肤瘙痒有所不同，应予以鉴别。旧蜂点的瘙痒多出现在停止蜂刺治疗较长时间后，又重复再针的时候。当再次蜂刺时，瘙痒块出现在原蜂刺处，可在某穴点块状突起，或全身原蜂刺点突起，质较硬，瘙痒；而荨麻疹则可出现在未蜂刺处，可以块状或片状出现，质软。

3. 淋巴结肿大

少数人可出现淋巴结肿大，此为局域性与局限性的淋巴结肿大。常发生在下颌部、腋窝与腘窝等处。淋巴结肿大就说明蜂刺量偏大，要减量治疗。一般是何处的淋巴结肿大就是何处所涉及的区域内的蜂针量过多的结果，仅减少局部用量即可。

4. 过敏性休克

在蜂刺疗法时发生晕厥现象，谓之晕针。轻者仅有头晕现象，约占2.4%，偶见伴有恶心、目眩、心悸等现象。严重者将出现过敏性休克。

晕厥的原因一方面是初诊病员精神紧张怕痛、饥饿劳乏、低血糖状态、重病体虚、大汗失血、刺激过强等；另一方面主要是取穴不当，在头部及心胸部附近取穴，以及耳穴蜂刺治疗。

医者应防止晕针出现。施术的整个过程要随时注意患者的表情，根据患者的感觉，适当调节刺激的强度。初次治疗，不直接给头穴及耳穴蜂刺。且有个别人对蜂螫过敏，被一只蜜蜂螫刺即产生机体功能严重紊乱或过敏性休克的现象，故此必须了解蜂刺的反应规律，顺其规律而治疗。

第二节 蜂刺不良反应的相关因素

蜂毒苦、辛而性平，蜂毒中含蛋白多肽（包括酶）及氨基酸，是高分子化合物；另有多种酸类（蚁酸、盐酸、正磷酸等），微量元素（镁铜等），多种生物酶（透明质酸酶、磷酸酶A等）。蜂毒素经血管和淋巴管吸收，蜂毒作为异体蛋白质在人体组织中，使血管活性物质增多，组织胺大量释放，导致组织肿胀及疼痛，引起过敏反应。其反应与多种因素有关，如下所述。

一、与体质相关

机体对蜂刺的反应往往随个体差异而有很大不同。有的接触微量即出现皮疹、发热，此为高敏体质患者；有的人有较大的耐受性，仅出现轻度发热。体虚时反应大，体质好者反应轻，有的在经期敏感性大，感冒、饥饿等体质下降时对蜂毒的过敏反应加剧。一般初期治疗者反应大，后期治疗耐受后，反应小；间隔一定时间后再针者也会有反应。

笔者遇一位患者，女，63 岁。两年前初诊时四肢关节疼痛 20 余年，疼痛加重，视物模糊，手指关节已严重变形而就诊。曾连续接受蜂刺治疗 1 年多，从多人搀扶而来，到自己前来就诊；从接受 1 只蜂刺到 20 余只蜂，直至能活动自如，生活能自理。本次就诊时，只用两只蜂做活蜂直刺，但患者自觉不足，强烈要求多用蜂刺，并认为原来已接受 20 多只蜂，现在两只蜂算不得什么。观察 2 分钟后，又加蜂刺 1 只。2 分钟后，患者出现面色苍白至青紫，呼吸急促，言语不出。旋即拔出蜂刺，抬其平卧，指压人中穴，艾灸百会、足三里，2 分钟后面转黄白色，5 分钟后渐至呼吸平稳；但患者又觉胸闷，难以平卧，只有将其扶起，继续艾灸百会、足三里，并给饮温糖水，持续治疗 60 分钟后患者才面色如常，呼吸平稳，无不适症状。查该患者，原有肺源性心脏病，而且刚做完"白内障"手术半个多月，体虚尚未复原，故此造成此次反应。

二、与体内的免疫程度有关

机体的免疫功能是引起蜂刺反应的因素之一。95% 接受蜂刺疗法的人的血清中都出现免疫球蛋白 E（IgE）增多。

因为机体多次受螫后，蜂刺液作为抗原逐渐引起相应的抗体增加，由于抗原和预先形成的附着在肥大细胞和嗜碱性细胞上的 IgE 分子结合（嗜细胞性抗体），触发了细胞内贮藏的生物活性物质的释放，而出现全身反应和局部反应。但蜂刺疗法后期到一定程度，IgE 并不会增高，而且 IgE 的高低也不与过敏程度成正比。

三、与蜂刺剂量大小有关

蜂刺的过敏反应主要取决于人体本身对蜂刺的敏感性。一般来说，进入蜂刺液的量少，则蜂毒微，反应轻；反之则重。

初期治疗，即使接受很少量蜂刺，也有可能出现强烈的局部和全身反应。

当经过初期蜂刺治疗后，在一定量，即 30 只以内，蜂刺剂量与全身性严重过敏反应就不呈比例，尤其是过敏性休克，极少量也可能出现休克现象。还必须注意有的人是因为其他原因的休克，如痛性休克等。如出现风疹与淋巴结肿大都是蜂量过大的表现。

四、与蜂刺疗法时间有关

刚接触蜂刺疗法的初期阶段，反应重；反应期过后产生免疫力，即适应后则反应轻，甚或无反应。所以要掌握蜂刺的疗程，初期接受蜂疗者，用蜂应少，待患者度过反应期后，再逐渐加大用蜂量。

五、与蜂刺疗法治疗部位有关

在近头部、颈部反应重，近心端反应重；远心端反应轻，近肾上腺区反应轻；在组织疏松部位的肿胀反应重，如眼皮、颜面用蜂刺治疗，可引起局部漫肿。

六、与使用蜂产品有关

经调查多个蜂疗工作者，发现蜂针反应与服蜂产品有一定的关系。一般同时服用蜂产品者，如蜂王浆、蜂蜜、蜂花粉、蜂胶等，接受蜂刺疗法，过敏反应发生率有所降低。

与使用蜂刺液制剂的成分有关。目前认为引起蜂刺疗法过敏的成分主要是：蜂毒肽、透明质酸酶、磷脂酶、类蛋白物质、蚁酸等。它们作为变应原，引起机体产生一系列的特异性过敏反应。有些精制蜂毒制剂将部分过敏原剔除，故很少引起反应。

七、与患者用药有关

除患者的体质与疾病的虚实以外，与患者的病情及当前所用的药物有关。如果患者正在服解热镇痛药、抗风湿消炎药、免疫抑制剂、肾上腺皮质激素等药，或者近期做过封闭治疗者，一般过敏反应比未用药者反应轻。

八、与施术者的技术有关

对蜂刺疗法技术掌握熟练，循序渐进者，患者反应可轻；否则反应重，尤其是某些人并不懂何为过敏反应，何为治疗作用，有时所出现的过敏反应也误认为是有效表现。如技术差，散刺变直刺、点刺接毒囊，用穴有误、近心刺多则易出现反应。

对蜂刺的过敏反应，可以用点刺、减毒刺、少量用蜂刺及间隔时间刺等方法来治疗。如直接用直刺、从集刺法，又大量用蜂的话就难免出现过敏反应。

第三节　蜂刺不良反应的防治方法

蜂刺过敏属特异性过敏反应。可用蜂刺皮试，或蜂毒划痕反应等方法以进一步明确判断过敏反应的程度。如皮试的反应点直径超出 10cm 者，为高敏体质类型。蜂刺疗法过敏反应的轻重，主要取决于人体本身的内在因素，反应的轻重可以作为掌握治疗时间及蜂刺数量的依据。临床上只要严格作好蜂毒皮试，使用蜂刺疗法是比较安全的。

蜜蜂与黄蜂的蜂毒防治有差别，蜜蜂蜂毒为微黄色透明酸性液体，主要含蚁酸和蛋白质。黄蜂毒液呈碱性，主要含组胺、5－羟色胺、缓激肽等，有致溶血、出血和神经毒作用。注意对两者发生过敏反应的治疗方法不同。

观察患者反应强弱，对于高敏体质类型的处理：可以用点刺、少刺及间隔时间刺，或减毒、脱敏等方法来治疗。如遇反应剧烈者，必须马上进行处理，急救处理一般步骤为：先排毒（拔刺），后解毒（中和毒液，中西药应用），严重者迅速送医院处理。

1. 防治疼痛方法

医生在蜂针治疗时应该做到轻、巧。根据患者的敏感程度施治，怕痛者，可用点刺、散刺的方法。在蜂刺直刺时，尽量让蜂刺与皮肤呈垂直的角度进针，勿使平刺与斜刺，否则易导致疼痛加剧。活蜂刺时常用的减痛法有如下几种。

（1）提前在蜂刺治疗处用外用皮肤止痛制剂（如利多卡因表皮麻醉剂）进行涂敷以止痛。

（2）采用点刺、散刺、减毒刺等方法来减少疼痛。

（3）用局部冷冻或冰敷的方法止痛。有人用瓦松汁涂患处可止痛。

（4）针灸手法：用循法、按法、捏法等以减轻疼痛。

（5）用中药、民间方涂敷患处可止痛。

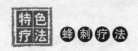
2. 控制及减少红肿方法

施术者的技术对控制红肿有一定的帮助，点刺法在控制肿胀程度上明显优于直刺法。直刺法与点刺法对蜂刺后肿胀程度有一定影响，直刺法在5分钟、10分钟、20分钟皮肤肿胀程度均较点刺法严重。不同治疗次数时，点刺法导致的肿胀程度也较直刺法明显轻。点刺法在控制肿胀程度上明显优于直刺法。故临床在进行蜂刺治疗时，如发现患者上一次治疗后肿胀程度严重者，可采取点刺法进行治疗减轻肿胀程度。

可用季德胜蛇药片外敷与内服。如前所述，对于蜜蜂毒可用碱性肥皂、童便、3%氨水、5%碳酸氢钠等涂擦，因蜜蜂毒液呈酸性，用碱性物质可中和其毒液，使其不至于蔓延。同时可用中草药，如马齿苋置于瓦质药罐中，加水适量，文火煎20分钟两次，过滤后合并滤液，然后泡洗患处。红肿甚时可服用抗过敏西药。

蜂刺液的成分中有蚁酸，也含有作用于神经系统的毒素。螫伤后，一般只表现为局部红肿和疼痛，伤口周围可有丹毒或荨麻疹样改变，数小时后可自行消退，一般无全身症状。如蜂刺留在伤口内，在红肿的中心可见到一黑色小点，应拔除，否则可引起化脓感染。

3. 防治瘙痒、风疹的方法

一般可用蜂胶酊外搽，或涂驱风的药液，如百花油、清凉油等；也可皮炎康霜、蜂蜜外涂止痒。

若有风疹者，可服抗组胺的药物，如扑尔敏、苯海拉明、息斯敏等。中药可用荆芥、防风、浮萍、蝉蜕、赤芍、生地、丹皮、地肤子、黄芩等药。瘙痒剧烈外用10%蜂胶酊或蜂胶霜剂，亦可擦克痒敏（主要成分：七叶一枝花、山乌龟、山苍子油、蛇床子、三桠苦、冬绿油、毛麝香、两面针、苦参、薄荷脑、梅片）。若继发感染，应给抗生素治疗。

4. 防治发热方法

首先要多喝温开水，或蜜糖水，以促使蜂毒反应物的尽快排出。其次可以对症治疗，可用冰敷等物理降温。如仍无效可适当服用解热镇痛药，如阿斯匹林、APC、对乙酰氨基酚等。或服用柴葛解肌汤，注射柴胡注射液等。

5. 防治晕针、休克方法

首先必须进行试针，前期（反应期）要小量进行蜂刺，可循序渐进。对过敏者要严格控制蜂量。

发现晕针先兆要及早处理：拔蜂刺，扶持患者立即平卧，应将枕头取出，使头部稍低，放松全身衣领扣带，冬季注意保暖。给患者喝些热茶或糖水，消除紧张心理，片刻即可恢复。或服用扑尔敏、泼尼松、地塞米松等。亦可用指压或针刺人中，或再艾灸百会、足三里。亦可用拇指尖点按患者双侧内关穴，每秒 5~6 次，轻重以患者有胀麻感向上臂放射为度。指压、针刺或点按上穴数秒后可缓解，5 分钟内应恢复。

严重者，或意识障碍者，在拔出蜂刺后，让患者平卧，头稍低，取出假牙，保持空气流通。可指压人中、内关穴，艾灸百会、关元、气海、足三里穴的同时，可向患者鼻内吹入少许通关散，并吸氧。必要时，给患者注射 0.1% 肾上腺素 1ml，继之皮下或肌内注射注射 1ml；静脉注射抗组胺药如非那根 25~50 mg；可使用激素地塞米松 5~10mg 静脉注射，或予 5% 葡萄糖液静脉滴注。反应严重者，要用全身支持疗法，给予输液、利尿等治疗，促进毒素的尽快排出。

出现憋气、哮喘、喉头水肿或音哑者，在激素治疗的同时，可给予异丙肾上腺素气雾吸入，或给予异丙肾上腺素 10mg 舌下含服，或麻黄素 25mg 口服。有窒息缺氧表现者应给予氧气吸入。严重喉头水肿用药不见迅速好转者，应立即做气管切开和辅助通气，出现急性重度溶血性贫血可行血浆置换。

对蜂毒中毒致多脏器功能损害者，如急性肾功能衰竭伴肝功能损害，目前提倡早期预防性透析（腹膜透析优于血液透析），目的是清除体内过多的水分和毒素；维持酸碱平衡；为临床用药和营养治疗创造条件；防治 ARF（急性肾功能衰竭）的并发症；降低高胆红素血症，改善肝功能。发生 ARF 后易合并感染或使感染恶化，应避免使用肾毒性抗生素。

6. 蜂刺治疗脱敏法

打算接受蜂刺治疗的患者必须先经医务人员试针。试针时如局部红肿直径大于 10cm 时，证明对蜂刺过敏，一般应慎重使用蜂刺治疗，或改用其他方法。试针过敏反应严重者，或试针过敏仍需要进行蜂刺治疗的患者应先用脱敏法进行蜂刺治疗。如果开始就进行小剂量的脱敏疗法，可以避免或减轻过敏反应的发生。

一般认为，维持量脱敏注射应延续 3 年左右，3 年以后如有必

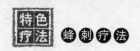

要，每半年还应加强注射一次。脱敏疗法必须在医师监督下进行。

蜂刺脱敏疗法是一种自动免疫疗法，其作用机制是促使患者血中抗蜂毒 IgG 抗体增加，此 IgG 抗体作为阻滞抗体与 IgE 抗体相对抗，来阻碍蜂毒与 IgE 抗体的抗原抗体反应。

蜂刺常用的脱敏疗法：①减毒蜂刺疗法。即先让蜂刺液在别的地方（布、胶、皮等）衰减后，再每日或隔日 1 次，约 1 个月的治疗就可以渡过蜂刺的反应期。若每周蜂刺一次的话，最多用 6 周的时间，就可度过蜂刺的反应期。②蜂刺散刺法。即将蜂刺从尾部用细钳拔出，弥漫地或点状地在皮肤上进行刺激，每次最多用 1～2 只蜂。疗程及反应期同上。

第四节　蜂刺疗法注意事项

一、注意治疗的时间与部位

蜂刺治疗并非在任何时候与部位均适宜的。初期及未过反应期的患者，宜用少量蜂刺；已度过反应期的患者，蜂刺用量可增加，而且要注意蜂刺治疗的部位。在头面部的直刺初期以少刺为佳，因为一则在头部，反应较大而迅速，尤其是未过反应期的患者，易产生强烈反应，影响生活与工作；二则头部穴位针后如果肿胀，影响面部美观；三是由于蜂刺刺后大部分人的局部皮肤会有色素沉着，虽然该色素沉着是可消退和可逆的，但需要一定的时间进行修复。初期反应期间，以肌肉丰厚处及四肢伸侧面穴位为佳，因在屈侧面，尤其是关节部位，易防碍关节活动，影响生活。

注意再次来进行蜂刺的患者，仍要小量开始，以免其出现严重的过敏反应。

二、严格控制使用的蜂刺量

蜂刺疗法蜂刺量并非多多益善，任何药物，多则为毒，少则为药、为食。蜂刺疗法亦如此，因此必须严格控制蜂毒与蜂刺只数，即蜂量。人体的耐受性是有一定限度的，蜂刺治疗不应该贪多求快，并不是蜂刺量越多，病就越容易好。

蜂刺治疗的疗效与蜂刺液刺激数量并不呈正比，即并非是蜂量多多益善，而是要根据个体状况施行蜂针。有的患者每次 1～2 只蜂刺就可见效；但有的患者，50～60 针也无明显效果。蜂量过大，可影响机体的免疫功能，超过机体的解毒能力，易出现过敏反应，同时也会对机体有所损伤。

三、防止不良反应产生

密切注意每次来就诊的患者情况。对于接受蜂刺疗法的患者，治疗前要消除其紧张，作好蜂疗反应的说明。对过饥、过疲、大汗、重病体虚、大失血、血糖低、高血压等情况的患者，要防止晕针等不良反应。如遇瘙痒，不应用手去抓挠，以免损伤皮肤，造成感染。

为安全起见，在初期的反应期内，在蜂刺治疗后，应让患者在蜂疗室内留观 30 分钟，要加蜂针量也应逐渐小量定时加量，如出现过敏反应可即时对症处理。

四、严重过敏患者应即时送医院处理

由于患者的机体反应不同，在蜂刺用量过大的情况下，有时难免会出现蜂刺的过敏反应。如遇到严重的蜂刺过敏者，尤其是过敏性休克等现象，除就地急救外，应立即送医院进行救治，以免贻误病情。

五、注意蜂刺的种类不同

蜂的种类较多，如蜜蜂、胡蜂、黄蜂、马蜂等。同样是蜜蜂也有中华蜜蜂与意大利蜂等种类的不同。蜂种不同产生蜂毒的质与量必然有差异。如蜜蜂蜂毒为微黄色透明酸性液体，含蚁酸和蛋白质。胡蜂毒液呈碱性，主要含组胺、5-羟色胺、缓激肽等，有致溶血、出血和神经毒素作用。故在治疗时，要注意蜂刺、蜂毒的特性与种类。

蜂螫伤处有红、肿、热、痛等反应，重者局部变黑、瘀点。若为蜜蜂螫伤，则有螫针残留，黄蜂无蜂刺残留，局部除红肿痛等反应外，并可发生组织坏死。胡蜂螫伤中毒易引起溶血、急性肾功能衰竭及肝脏损害等。故此，蜂螫伤时当即处理应先区别何种蜂所伤，如蜜蜂螫伤要拔出蜂刺，用碱性物质涂洗局部，如肥皂水、3% 氨水、5% 碳酸氢钠；胡蜂螫伤局部应用酸性物质，如食醋洗敷。后期红肿

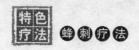
难以消除者，往往要配合内服用药。

六、正确对待过敏反应，坚持治疗，取得疗效

要帮助患者消除对蜂疗的恐惧心理，让其树立信心，坚持治疗就容易出现良好的疗效。对于初期的过敏反应，一方面医生应该尽量避免出现过敏反应，尤其是严重的反应；另一方面，让患者意识到这些反应只是暂时的，坚持治疗就会反应减弱，甚至消失。尤其是对一些顽固性疾病，更不是一朝一夕就能治愈，而要经过较长的时期，才可见明显效果。

绝大多数蜂螫伤仅有局部红肿和刺痛，或伴有水泡，可自行消失。只有蜂刺过量，又不懂得蜂刺治疗规律及疾病变化规律时，才有可能出现全身中毒反应。

第四章

蜂针液的研究

第一节　蜂针液的物理及化学特性

蜂针液，又称"蜂毒"，是工蜂腹部尾端的毒腺和副腺分泌出的一种透明液体，一般贮存在毒囊中，螫刺时通过蜂针排出①。

一、蜂针液的物理特性

蜂针液是一种具有特殊芳香气味的透明液体，味苦、辛而性平，无色或呈浅黄色。比重为 1.1313，pH 为 5.0～5.5，成蜂的蜂毒包括挥发和非挥发成分，含量大约是 0.2～0.4mg/只。在室温下蜂毒很快就会挥发干燥成粉末状，形成干蜂毒，占湿重的 30%～40%，每只成蜂的干蜂毒大约 0.1mg 左右②。

蜂毒是成分复杂的复合物，极易溶于水、甘油和酸，但不溶于酒精。一般在氧化剂、强酸、强碱的长时间加热作用下，会减低其活力；在胃肠消化酶作用下，很快被分解。冰冻不能改变其活力与作用，故可冰冻保存。在严密封闭和干燥条件下，也能保存活性数年不变。

二、蜂针液的化学成分

蜂毒是具有高度生物学活性和药理学活性的复杂混合物，含水分为 80%～88%，干物质中蛋白质类占 75%，灰分占 3.67%。蜂毒的特殊作用依赖于相应的活性组分，不同类型蜂毒的主要功能不同，其功能成分也有显著差异。通过长期的研究，蜂毒的成分大多数已被确定，但仍有继续发掘的空间。

---

① 吕效吾, 吕裕民. 蜂毒针刺疗法. 中国蜂业, 2006, 57 (5) 45－46
② 李绍祥, 李琦, 凌昌全. 蜂毒素的研究新进展. 中草药, 2001, (10): 942－945

从毒性强度来说，蜂毒以大胡蜂的毒性最强，蜜蜂次之。蜂毒主要含蜂毒肽、蚁酸、蛋白质、挥发油、正磷酸、组胺、色氨酸、磷酸镁等。其中主要以肽类为主，包括蜂毒素、活性酶、生物胺、蜂毒肥大细胞脱粒肽等10余种活性肽，此外还有透明质酸酶、蜂毒磷脂酶 A_2 及组胺等50多种酶类物质[①]。

蜂毒的提炼多以蜜蜂为主，其成分约几十种，但主要有如下几种。

1. 多肽类物质

蜂毒中的多肽类物质约占蜂毒干重的70% ~80%，主要有11种肽。

蜂毒肽，由26个氨基酸组成的多肽，分子量为2840，约占干蜂毒重量的50%，是蜂毒中药理作用和生物活性的主要成分[②]。由于它能结合到天然的或人工合成的细胞膜尤其是红细胞膜上，并产生膜裂解作用，故又被称为蜂毒溶血肽[③]。

蜂毒中的磷脂酶 A_2 约占全毒干重8% ~12%，能水解磷脂的脂肪链，使卵磷脂成为溶血卵磷脂，起间接溶血作用，是间接溶血毒。蜂毒肽还有多种生物活性，如激活磷脂酶 A_2 及增强中枢神经系统的突触传递、肿瘤细胞的细胞毒作用及抗炎和抗风湿作用等[④]。

蜂毒明肽，约占干蜂毒重量的2% ~3%，由18个氨基酸残基组成，分子量为2035，是蜂毒中最小的神经毒素，也是惟一能透过血脑屏障的多肽类神经毒素[⑤]。

肥大细胞脱颗粒肽（MCD肽），约占干燥蜂毒重量的2% ~3%，由22个氨基酸组成，分子量为2593。MCD肽与肥大细胞受体结合，低浓度时使肥大细胞脱粒并释放出组胺和其他炎性介质，因此被认为参与了I型超敏反应的炎性进程；高浓度时在IgE的存在下，有部分

① 顾桂秋，钱鹤声.蜂毒肽生物学活性和药理作用的研究进展.中国蜂业，2006，57（8）：33 –34

② Winston ML. The biology of the honey bee. Cambridge：Harvard University Press, 1987：296 –315

③ Habermann E. Bee and wasp venoms, Science, 1972, 177：314 –322

④ 赵亚华，刘霭珊，李日清，等.蜂毒溶血肽作用机制研究进展.昆虫学报，2007，50（7）：737 –744

⑤ Buku A. Mastcellde granulating（MCD）peptide：a prototypic peptide in allergy and inflammation. Peptides, 1999, 20：415

抑制组胺释放的活性[1]。目前，以上这三种多肽的化学结构已经明确。

还有其他一些多肽，如：安度拉平，约占蜂毒干重的1%，由105个氨基酸组成，分子量为11.5kD，具有很强的抗过敏活性[2]。心脏肽（又称卡狄平）占蜂毒干重的0.7%，由11个氨基酸组成，分子量约为1.9kD，是一种无毒的肾上腺素受体激活剂，并能抗心律失常。另外还包括赛卡品、托肽品、蜂毒肽F、普卡胺、组织胺肽等含量较小的成分，以及微量的普鲁卡胺、多肽-M等。不同蜂种其蜂毒中的蜂毒肽组成不一样。蜂毒中的许多肽类物质是抗炎、抗细菌、抗辐射和抗风湿作用的有效成分。

2. 酶类物质

酶类有50多种，重要的主要有5种，如磷酸酯酶-A（PLA_2）、透明质酸酶、葡萄糖苷酶、酸性磷酸酯酶、蛋白酶抑制剂等。

磷酸酯酶-A（PLA_2），约占蜂毒干重的12%，由约123个氨基酸组成，含7个二硫键，分子量约为14.5kD，属分泌型PLA_2，能水解甘油磷脂，生成脂肪酸和溶血磷脂，参与多种信号传导和eicosanoid（二十碳多不饱和脂肪酸）代谢，代谢产物为花生四烯酸，进一步可代谢为前列腺素和白三烯等，均与炎性过程有关[3]。

透明质酸酶，约占蜂毒干重的2%，分子量约为4.2~4.4kD，是动物性毒素中普遍存在的一种酶类，生物活性很强，无直接毒性，能促使蜂毒成分在局部组织间渗透及扩散。

蛋白酶抑制剂，约占蜂毒干重的2%，可保护蜂毒中的各种肽类和酶类不被水解。

除此之外，还有氨基己糖酶、粘朊酶、乙酰胆碱酯酶、C4脂肪酶、C6脂肪酶、苷氨酰-脯氨酸芳香基酰胺酶、β-氨基葡萄苷酶，等等。以及部分酶抑制剂，有保护磷酸酯酶-A、透明质酸酶等酶类及各种活性多肽免遭蛋白酶分解的作用。

① Shkenderov S, Koburova K. Adolapin - a newly isolated analgetic and anti - inflammatory polypeptide from bee venom. Toxicon, 1982, 20：317-321

② Vick JA, Shipman WH, Brooks R Jr. Beta adrenergic and anti - arrhythmic effects of cardiopep, a newly isolated substance from whole bee venom. Toxicon, 1974, 12：139-142

③ Lee J H, Kwon Y B, Han H J, etal. Bee venom pretreatment has both an anti - nociceptive and anti - inflammatory effect on carrageenan - induced inflammation. JV et Med Sci, 2001, 63：251-259

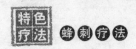

3. 生物胺类

蜂毒中还含有胺类物质，如多巴胺、5-羟色胺、组织胺、腐胺等。许多胺物质既有抗炎消肿的作用，又可能与蜂针疼痛有关。

4. 酸类物质

磷酸、蚁酸、脂肪酸、游离氨基酸等。

5. 其他物质

蜂毒中尚有糖类，如葡萄糖、果糖等；脂类如卵磷脂、甘油；矿物质如磷、碳、硫、镁、铜、钙、钾等元素，还有挥发油、胆碱、甘油、激素、变应原 B 等物质。其中挥发油是引起烧灼痛感，也是温经通络、治疗风寒湿痹的主要成分之一[①]。

第二节　蜂毒肽的研究进展

一、蜂毒肽的抗菌作用

作为蜂毒液的主要成分，蜂毒肽的作用成为研究的焦点。多国的科学工作者对其抗菌活性做了研究。

辽宁师范大学生命科学院对蜂毒肽的抗菌活性研究发现[②]，将欧文菌、金黄色葡萄球菌、黄褐孢霉菌、酵母菌分别培养培育 24 小时后，加入蜂毒肽可以快速地影响病菌的生长，而对照组病菌的生长速度保持正常。为了对比不同菌株对蜂毒肽的敏感性，对各组 A600 数值进行测量，并计算其抗菌效率百分比。与对照组相比，欧文菌组经蜂毒肽处理后 A600 数值 1 小时内从 0.24 下降至 0.01，并维持在 0.01 水平超过 12 小时。其杀菌效率达 95.8%。而在金黄色葡萄球菌组，A600 数值 1 小时内下降到 0.10，4 小时后下降到 0.04，其杀菌效率为 85.1%。但 8 小时后，A600 数值上升到 0.07，其杀菌效率下降到 60.3%。表明在较低浓度，蜂毒肽仅具有抑菌效果。蜂毒肽对酵母菌 GS115 的抑菌效率 1 小时后为 25.2%，4 小时为 50.0%，

---

① Renata MS, Terra JA, Guimaraes HV, 2007. Structural and functional behavior of biologically active monomeric melittin. Journal of Molecular Graphics and Modeling, 25：767-772

② Wang Guan Lin, et al. Ultrastructural observation on sterilization of melittin. Science China, 2011, 54（2）：166-170

8 小时为 92.2%。蜂毒肽对黄褐孢霉菌的抑菌效率 1 小时后为 19.4%，4 小时后为 46.6%，12 小时后为 94.1%。以上表明，蜂毒肽是直接杀灭了欧文菌、黄褐孢霉菌、酵母菌，而不是抑制其生长。蜂毒肽也仅是在较低浓度时抑制金黄色葡萄球菌的生长。

电镜下观察也发现，蜂毒肽可以作用于菌株的细胞，使其细胞质失去完整比例，丧失收缩及聚集功能，出现空泡，并使细胞膜出现裂孔，随着裂孔的扩大增殖，细胞膜的完整性丧失，逐渐变成细胞膜碎片，从而使细菌死亡。

二、蜂毒肽抗病毒作用

在 1995 年 Marcos 发现可以抑制鼠科逆转录病毒、烟草花叶病毒的复制。1997 年 Baghian 发现蜂毒肽可以抑制单纯疱疹病毒的复制，从而证明了蜂毒肽的抗病毒活性。1979 年 Esser 发现蜂毒肽的抗病毒作用也是因为其对病毒细胞膜的直接溶解，这与其抗菌作用类似。1992 年 Wachinger 在人类免疫缺陷病毒 1（HIV1）所致的慢性 T 细胞感染试验中发现，蜂毒肽在低剂量、非病毒溶解浓度就产生了抗病毒效果。

德国科学家 Michael Wachinger 实验发现[①]，蜂毒肽通过急性感染细胞作用抑制了 HIV1 病毒的产生。T 细胞的蜂毒肽治疗可以降低 HIV 病毒 mRNAs 水平、LTR（长末端重复序列活性）。从而得出，蜂毒肽通过干预直接宿主细胞的病毒基因表达，从而抑制了 HIV1 病毒的复制。

三、蜂毒肽抗肿瘤作用

蜂毒素具有显著抑制裸鼠皮下移植性肝癌生长的作用，对肝癌组织血管生成产生较强的阻断效应。降低核转录因子 NF - KB 活性，进而抑制 VEGF 和 bFGF 等促血管生成因子的表达，这可能是蜂毒素抗血管生成和抑制肿瘤生长的作用机制之一。但其具体的作用部位、环节或靶点，有待于进一步研究。

---

① Michael Wachinger, et al. Antimicrobial peptides melittin and cecropin inhibit replication of human immunodeficiency virus 1 by suppressing viral gene expression. Journal of general virology, 2008, (79): 731 – 740

第五章　>>>
蜂刺常用穴位

第一节　头颈部常用穴位（正面）

一、神庭

1. 穴位定位

正坐或仰靠，在头部中线入前发际0.5寸处取穴。

2. 功效与主治

功效：宁神醒脑，降逆平喘。主治：痫证，惊悸，失眠，头痛，头晕目眩，鼻渊，鼻衄，流泪，目赤肿痛，目翳，雀目，吐舌，角弓反张，癫狂，惊悸失眠，泪囊炎，结膜炎，鼻炎，神经官能症，记忆力减退，精神分裂症。

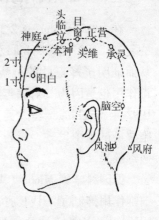

图 5 - 1

3. 处方配伍

目泪出，配行间；中风不语，配囟会；癫痫呕沫，配兑端、承浆；肝阳上亢型头痛、眩晕、失眠配太冲、太溪、阴郄、风池。

二、头临泣

1. 穴位定位　在头部，当瞳孔直上入前发际0.5寸，神庭与头维连线的中点处。

2. 功效与主治

功效：散风止痛，理气散结。主治：头痛，耳鸣，耳聋，目痛，瘿气，牙痛，耳鸣，支气管炎，扁桃体炎，中风后遗症。

3. 处方配伍

配风池、太阳、百会，治头痛；配颊车、下关、合谷，治齿痛；配天牖、天容、天突，治瘰疬。

三、本神

1. 穴位定位

在头部，当前发际上 0.5 寸，神庭旁开 3 寸，神庭与头维连线的内 2/3 与外 1/3 的交点处。

2. 功效与主治

功效：熄风定惊，安神止痛。主治：头痛，目眩，癫痫，小儿惊风，颈项强痛，胸胁痛，半身不遂。

3. 处方配伍

前额头痛配神庭、印堂；胸胁痛配颅息、内关；小儿惊痫配前顶、囟会、天柱；中风不省人事、小儿惊风配水沟、太阳、合谷、大椎、天柱、百会。

四、头维

1. 穴位定位

头维穴在头侧额角部，入额角发际上 0.5 寸，头正中线旁开 4.5 寸。简易取穴法：穴在头侧部发际里，位于发际点向上一指宽，嘴动时肌肉也会动之处。

2. 功效与主治

功效：清头明目，活血通络，止痛镇痉。主治：寒热头痛，目痛多泪，喘逆烦满，呕吐流汗，眼睑瞤动不止，面部额纹消失，迎风泪出，目视物不明。

3. 处方配伍

头痛如破、目痛如脱：配大陵；迎风有泪：配临泣、风池；偏头痛：头维配曲鬓、风府、列缺；血管性头痛：配角孙、百会穴；面瘫：配阳白、下关、翳风、颊车等；精神分裂症：配后溪、太冲、涌泉等。

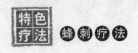

五、阳白

1. 穴位定位

在前额部，当瞳孔直上，眉上 1 寸处。取穴时患者一般采用正坐或仰靠、仰卧的姿势。

2. 功效与主治

功效：疏风清热，清头明目。主治：面神经麻痹，夜盲，眶上神经痛，头痛，眩晕，视物模糊，目痛，眼睑下垂，面瘫。

3. 处方配伍

偏头痛，配太阳、风池、外关；目赤肿痛，配太阳；面神经麻痹，配翳风、颧髎、颊车、合谷。

六、下关

1. 穴位定位

在面部耳前方，当颧弓与下颌切迹所形成的凹陷中，张口时隆起；正坐或仰卧，闭口取穴。

2. 功效与主治

功效：清热泻火通窍，通络镇痛。主治：耳聋，耳鸣，聤耳；牙痛，口噤，口眼歪斜，面痛，三叉神经痛，面神经麻痹，下颌疼痛，牙关紧闭，张嘴困难，颞颌关节炎。

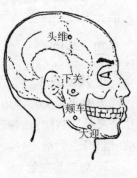

图 5－2

3. 处方配伍

耳疾，配翳风；颞颌关节炎，配听宫、翳风、合谷；牙关紧闭，配颊车、合谷、外关；耳鸣、耳聋，配阳溪、关冲、液门、阳谷；面瘫，配翳风、大迎、颊车、下关、地仓、巨髎、风池。

七、颊车

1. 穴位定位

颊车穴位于面颊部，下颌角前上方约 1 横指（中指），当咀嚼时咬肌隆起，按之凹陷处。定位该穴位时一般让患者采用正坐或仰卧仰靠姿势，以方便实施者准确地找寻穴位和顺利地实施各种治疗方法。

2. 功效与主治

功效：行气通络止痛。主治：口歪，牙痛，颊肿，口噤不语，三叉神经痛 。

3. 处方配伍

上牙痛加下关，下牙痛加大迎；配地仓、合谷治口角歪斜、颊肿；配下关、合谷治颞颌关节炎。此外，还可以配合下关、阳白、合谷来缓解三叉神经痛。

八、颧髎

1. 穴位定位

在面部，正坐或仰卧位，目外眦直下方，颧骨下缘凹陷处。简便取穴：位于颧骨隆起正下方，以从眼尾外端垂直划下的线与鼻子下端水平线交叉之处为基准寻找，或以将颧骨下缘用指头由下方推高时感觉疼痛的位置为基准寻找。

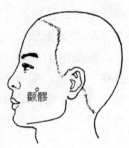

图 5 – 3

2. 功效与主治

功效：清热消肿，祛风镇痉。主治：口眼歪斜，眼睑瞤动，面神经麻痹，面肌痉挛，三叉神经痛；齿痛，颊痛，鼻炎，鼻窦炎，牙痛等。

3. 处方配伍

上颌部痛者，配颧髎、迎香、四白；下颌部痛者，配地仓、颊车、夹承浆；口角歪斜，配地仓、颊车；齿痛，配合谷。

九、地仓

1. 穴位定位

在面部，口角外侧，上直对瞳孔。

2. 功效与主治

功效：疏风止痛，舒筋活络。主治：口歪，流涎，眼睑瞤动。

3. 处方配伍

配颊车、合谷，治口歪、流涎；透颊车、配双侧合谷和阳白透鱼腰，治疗周围性面瘫。

十、承浆

1. 穴位定位

承浆穴位于人体的面部，当颏唇沟的正中凹陷处。

2. 功效与主治

功效：生津敛液，舒筋活络。主治：唇紧，面肿，齿痛，齿衄，龈肿，流涎，口舌生疮，暴喑不言，癫痫。

3. 处方配伍

配委中治衄血不止；配风府治头项强痛、牙痛；配合谷、下关、颊车、承浆治疗下牙痛；配四白穴治疗面肌痉挛；配下关、合谷治疗三叉神经痛。

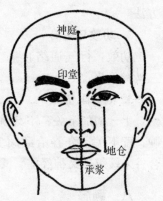

图 5 - 4

附 头颈部（正面）其他常用穴位表

穴名	定位	主治	备注
承光	在头部，当前发际正中直上 2.5 寸，旁开 1.5 寸	头痛，目眩，呕吐烦心，目视不明，鼻塞多涕，癫痫	足太阳膀胱经
前顶	在头部，当前发际正中直上 3.5 寸（百会前 1.5 寸）	头痛，眩晕，鼻渊，癫痫	督脉
通天	在头部，当前发际正中直上 4 寸，旁开 1.5 寸	头痛，头重，眩晕，鼻塞，鼻渊	足太阳膀胱经
正营	在头部，当前发际上 2.5 寸，头正中线旁开 2.25 寸	头痛，目眩，唇吻强急，齿痛	足少阳胆经
目窗	在头部，当前发际上 1.5 寸，头正中线旁开 2.25 寸	头痛，目赤肿痛，青盲，鼻塞，癫痫，面部浮肿	足少阳胆经
五处	在头部，当前发际正中直上 1 寸，旁开 1.5 寸	头痛，目眩，目视不明	足太阳膀胱经

续表

穴名	定位	主治	备注
曲差	在头部,当前发际正中直上0.5寸,旁开1.5寸,即神庭与头维连线的内1/3与中1/3交点上	头痛,头晕,目视不明,目痛,鼻塞	足太阳膀胱经
印堂	在额部,当两眉头的中间	头痛,眩晕,鼻衄,鼻渊,小儿惊风,失眠	督脉
攒竹	在面部,当眉头陷中,眶上切迹处	前额痛,眉棱骨痛,目眩,目视不明,目赤肿痛,近视,眼睑瞤动,面瘫	足太阳膀胱经
鱼腰	在额部,瞳孔直上,眉毛中	眉棱骨痛,眼睑瞤动,或下垂,目赤肿痛,口眼歪斜,目翳	经外奇穴
睛明	在面部,目内眦角稍上方凹陷处	目赤肿痛,迎风流泪,胬肉攀睛,近视,夜盲,目翳	足太阳膀胱经;禁用蜂针
丝竹空	在面部,当眉梢凹陷处	头痛,目赤肿痛,眼睑瞤动,齿痛,癫狂痫	手少阳三焦经
瞳子髎	在面部,目外眦旁,当眶外侧缘处	头痛,目赤肿痛,目翳,青盲	足少阳胆经;慎用蜂针
承泣	在面部瞳孔直下,当眼球与眶下缘之间	目赤肿痛,夜盲,迎风流泪,眼睑瞤动,面瘫,口眼歪斜	足阳明胃经;慎用蜂针
球后	在面部当眶下缘外1/4与内3/4交界处	目疾	经外奇穴
四白	在面部瞳孔直下,当眶下孔凹陷处	治疗上同承泣穴,另外对面痛、胆道蛔虫症效果较好	足阳明胃经
太阳	在颞部,当眉梢与目外眦之间,向后约一横指的凹陷处	头痛,目疾	经外奇穴
上迎香	在面部,当鼻翼软骨与鼻甲的交界处,近鼻唇沟上端处	鼻渊,鼻部疮疖	经外奇穴
迎香	在鼻翼外缘中点旁,当鼻唇沟中	鼻疾:鼻塞、鼻衄、鼻渊、鼻蝇、面瘫、面肿、面痒、面肌瞤动;胆道蛔虫症	手阳明大肠经

续表

穴名	定位	主治	备注
素髎	在面部，当鼻尖的正中央	鼻渊，鼻衄，喘息，昏迷，惊厥，新生儿窒息	督脉
水沟	在面部，当人中沟的上1/3与中1/3交点处	昏迷，晕厥，癫狂痫，小儿惊风，口角歪斜，腰脊强痛	督脉
兑端	在面部，当上唇的尖端，人中沟下端的皮肤与唇的移行部	癫狂，齿龈肿痛，口歪，鼻衄	督脉
耳门	在面部，当耳屏上切迹的前方，下颌骨髁状突后缘，张口有凹陷处	耳鸣，耳聋，聤耳，齿痛	手少阳三焦经
听宫	在面部，耳屏前，下颌骨髁状突的后方，张口时呈凹陷处	耳鸣，耳聋，聤耳，齿痛，癫狂痫	足少阳胆经
听会	在面部，当耳屏间切迹的前方，下颌骨髁状突的后缘，张口有凹陷处	耳鸣，耳聋，聤耳，面痛，齿痛，口歪	手太阳小肠经
大迎	在下颌角前方，咬肌附着部的前缘，当面动脉搏动处	牙关紧闭，齿痛，口歪，颊肿，面肿，面痛	足阳明胃经
人迎	在颈部喉结旁，当胸锁乳突肌的前缘，颈总动脉搏动处	咽喉肿痛，高血压，头痛，瘰疬，饮食难下，胸满气喘	足阳明胃经
天突	在颈部，当前正中线上，胸骨上窝中央	咳嗽，气喘，胸痛，咽喉肿痛，暴喑，瘿气，梅核气，噎膈	任脉

第二节 头颈部常用穴位（背面）

一、百会

1. 穴位定位

在头部，当前发际正中直上5寸，两耳连线的中点处，或以两眉头中间向上一横指起，直到后发际正中点。

2. 功效与主治

功效：升阳举陷，益气固脱。主治：头重脚轻、痔疮、高血压、低血压、宿醉、目眩、失眠、焦躁等。

3. 处方配伍

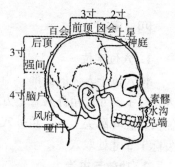

图 5-5

中风失音，配天窗；小儿脱肛，配长强、大肠俞；尸厥、卒中、气脱，配人中、合谷、间使、气海、关元；头风，配脑空、天枢；高血压，配养老、百会、风池、足临泣；脑血管痉挛、偏头痛，配曲鬓穴、天柱；低血压，配水沟、足三里；癫痫，配水沟、京骨。

二、脑户

1. 穴位定位

脑户穴位于人体的头部，后发际正中直上2.5寸，风府穴上1.5寸，枕外隆凸的上缘凹陷处。

2. 功效与主治

功效：醒脑开窍。主治：头痛、项强、眩晕、目赤、目痛、癫狂痫。

3. 处方配伍

配通天、脑空治头痛；配人中、太冲、丰隆治癫狂痫。

三、风府

1. 穴位定位

在后发际上一横指，即1寸。枕外隆凸直下，两侧斜方肌之间的凹陷中。

2. 功效与主治

功效：祛风开窍，散风通络，安神定志。主治：头痛，项强，眩晕，咽喉肿痛，失音，癫狂，中风。

3. 处方配伍

配昆仑、束骨治狂证多言不休；配腰俞治足麻木不仁；配二间治鼻衄；配风市治寒伤肌肤经络；配肺俞、太冲、丰隆，治狂躁、烦乱。

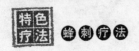

四、率谷

1. 穴位定位

该穴位于人体的头部，当耳尖直上
入发际1.5寸，角孙穴直上方。正坐或
侧伏，在耳廓尖上方，角孙穴之上，入
发际1.5寸处取穴。

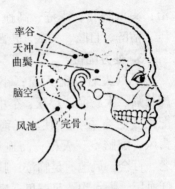

图 5 - 6

2. 功效与主治

功效：祛风止痛，活血通络。主
治：头痛，眩晕，呕吐，小儿惊风，偏
头痛，三叉神经痛，面神经麻痹，顶骨
部疼痛，胃炎，耳鸣耳聋。

3. 处方配伍

耳鸣，耳聋，配听宫、中渚；小儿惊风，配曲池、太冲；流行
性腮腺炎，配合谷、足三里。

五、风池

1. 穴位定位

风池穴在后头项部，当头枕骨下，平风府穴（入后发际正中上
1寸），在两条大筋外缘陷窝中（即斜方肌上端和胸锁乳突肌之间凹
陷中），相当于耳垂齐平处。另一取法：在头后枕内下与乳突下缘相
平，项肌隆起外侧缘凹陷处，对称两边，发际上一横指，脊椎外侧，
手指揉捏易有酸胀与疼痛感。或取颞骨乳突尖（下端）与第二颈椎
棘突之间连线的中点。

2. 功效与主治

功效：祛风散寒，宣肺解表，活血通络，降压清头目，利五官七
窍。主治：头痛，眩晕，目赤肿痛，鼻渊，耳鸣，面瘫，颈项强痛，
癫痫，中风，热病，疟疾，瘿气，神经官能症，高血压，失眠，肩膀
酸痛，足跟痛，电光性眼炎，视网膜动脉阻塞，面肌痉挛，荨麻疹。

3. 处方配伍

高血压：配曲池、足三里、太冲；后头痛：配后溪、昆仑；肝
阳上亢型头痛、眩晕、失眠等病证：配太冲、太溪、阴郄；偏正头
痛：配太阳、合谷，或配健侧涌泉或太冲，加印堂、太阳；电光性

眼炎：配合谷；肺热咳嗽：配身柱、合谷、大椎；大脑发育不全：配脑户、百会、哑门、太溪、昆仑、肾俞；脱发：配后顶；皮肤瘙痒、荨麻疹：配环跳、曲池。

六、完骨

1. 穴位定位

完骨穴在头部，当耳后乳突的后下方凹陷处。完骨穴取穴法：触摸耳垂后面，有称为"乳突"的凸骨，从此骨下方沿后缘，触摸上方的骨头，有一浅凹。一压，即有震动感，这就是此穴。

2. 功效与主治

功效：通络宁神，祛风清热。主治：头痛，失眠，癫痫，面神经麻痹，失语；腮腺炎，齿龈炎，中耳炎，扁桃体炎，口唇肌肉萎缩，牙痛。

3. 处方配伍

治疟疾，配风池、大杼；治头面气痈肿，配巨髎；治喉痹、颈项肿不可俯仰、颊肿引耳后，配天牖、前谷；治颈项痛，配颔厌；治失眠，配三间；治风热上犯喉痹、牙痛、疟腮、口歪，配风池、合谷。

七、翳风

1. 穴位定位

位于耳垂后方，当乳突与下颌角之间的凹陷中。

2. 功效与主治

功效：祛风止痉，聪耳消肿。主治：面瘫、面肌痉挛，口眼歪斜；疟腮、颊肿、瘰疬。

3. 处方配伍

配地仓、承浆、合谷治口噤不开；配听宫、听会治耳鸣，耳聋；配地仓、颊车、阳白治面神经麻痹；配下关、颊车、合谷治颊肿。

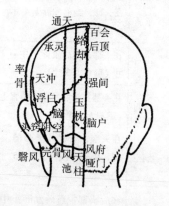

图 5-7

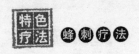

八、哑门

1. 穴位定位

当后发际正中直上 0.5 寸，第 1 颈椎下。

2. 功效与主治

功效：醒神开窍、益智。主治：舌缓不语，音哑，头重，头痛，颈项强急，脊强反折，中风尸厥，癫狂，痫证，瘼病，衄血，重舌，呕吐。

3. 处方配伍

配哑门、听会、外关、丘墟治高热；配廉泉治舌强不语、暴喑、咽喉炎；配百会、人中、丰隆、后溪治癫痫；配风池、风府治中风失语、不省人事；配脑户、百会、风池、太溪、昆仑、肾俞治大脑发育不全。

附　头颈部（背面）其他常用穴位表

穴名	定位	主治	备注
四神聪	在头顶部，当百会前后左右各 1 寸，共 4 穴	头痛，眩晕，失眠，健忘，癫痫	经外奇穴
承灵	在头部，当前发际上 4 寸，头正中线旁开 2.25 寸	头痛，眩晕，目痛，鼻塞，鼽衄	足少阳胆经
后顶	在头部，当后发际正中直上 5.5 寸（脑户上 3 寸）	头痛，眩晕，癫狂痫	督脉
强间	在头部，当后发际正中直上 4 寸（脑户上 1.5 寸）	头痛，目眩，项强，癫狂	督脉
脑空	在头部，当枕外隆凸的上缘外侧，头正中线旁开 2.25 寸，平脑户	头痛，目眩，颈项强痛，癫狂痫	足少阳胆经
玉枕	在后头部，当后发际正中直上 2.5 寸，旁开 1.3 寸，平枕外隆凸上缘的凹陷处	头痛，目痛，鼻塞，呕吐	足太阳膀胱经

续表

主治	备注	代号	定位
天冲	在头部，当耳根后缘直上入发际2寸，率谷后0.5寸处	头痛，牙龈肿痛，癫疾	足少阳胆经
颔厌	在头部鬓发上，当头维与曲鬓弧形连线的上1/4与下3/4交点处	偏头痛，目眩，耳鸣，齿痛，癫痫	足少阳胆经
悬颅	在头部鬓发上，当头维与曲鬓弧形连线的中点处	偏头痛，目赤肿痛，齿痛	足少阳胆经
悬厘	在头部鬓发上，当头维与曲鬓弧形连线的上3/4与下1/4交点处	偏头痛，目赤肿痛，耳鸣	足少阳胆经
耳和髎	在头侧部，当鬓发后缘，平耳廓根之前方，颞浅动脉的后缘	头痛，耳鸣，牙关紧闭，口歪	手少阳三焦经
角孙	在头部，折耳廓向前，当耳尖直上入发际处	颊肿，目翳，齿痛，项强	手少阳三焦经
颅息	头部当角孙至翳风之间，沿耳轮连线的上、中1/3的交点处	头痛，耳鸣，耳聋，小儿惊风	手少阳三焦经
头窍阴	在头部，当耳后乳突的后上方，天冲与完骨的中1/3与下1/3交点处	头痛，耳鸣，耳聋	足少阳胆经
天柱	在项部，大筋（斜方肌）外缘之后发际凹陷中，约当后发际正中旁开1.3寸	头痛，项强，眩晕，目赤肿痛，肩背痛，鼻塞	足太阳膀胱经

第三节　胸腹部常用穴位

一、章门

1. 穴位定位

该穴位于人体的侧腹部，当第11肋游离端的下方，屈肘合腋时，当肘尖尽处。

2. 功效与主治

功效：疏肝健脾，理气散结，清利湿热。主治：此穴为脏会穴，统治五脏疾病。包括消化不良、腹痛腹胀、肠炎泄泻、肝炎黄疸、肝脾肿大、小儿疳积等消化系统疾病；以及高血压，胸胁痛，腹膜炎，烦热气短，胸闷肢倦，腰脊酸痛。

3. 处方配伍

配梁门、足三里治腹胀；配内关、阴陵泉治胸胁痛；配足三里、太白治呕吐。

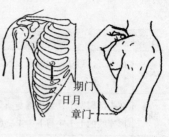

图 5－8

二、期门

1. 穴位定位

该穴位于胸部，当乳头直下，第 6 肋间隙，前正中线旁开 4 寸。取该穴时，宜仰卧位，先定第四肋间隙的乳中穴，并于其下二肋（第 6 肋间）处取穴。对于女性患者则应以锁骨中线的第 6 肋间隙处定取。

2. 功效与主治

功效：健脾疏肝，理气活血。主治：胸胁胀痛，腹胀，呃逆，吐酸，乳痈，郁闷。

3. 处方配伍

配肝俞、膈俞治胸胁胀痛；配内关、足三里治呃逆；配阳陵泉、中封治黄疸。

三、天枢

1. 穴位定位

该穴位于腹部，脐中旁开 2 寸。

2. 功效与主治

功效：调中和胃，理气健脾。主治：急性胃肠炎，小儿腹泻，痢疾，便秘，胆囊炎，肝炎，痛经，子宫内膜炎，功能性子宫出血，肾炎等。

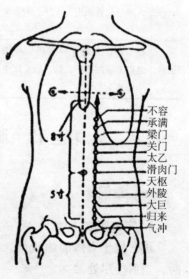

图 5－9

3. 处方配伍

配上巨虚，主治急性细菌性痢疾。配足三里，主治小儿腹泻。配上巨虚、阑尾穴，主治急性阑尾炎。配大肠俞、足三里，主治肠炎。配中极、三阴交、太冲，疏肝理气，主治月经不调，痛经。

四、中脘

1. 穴位定位

仰卧位，前正中线之脐上 4 寸。取穴时于前正中线上，取肚脐与胸骨下缘之中点。

2. 功效与主治

功效：和胃健脾，降逆利水。
主治：胃痛，腹痛，腹胀，呕逆，反胃，食不化；肠鸣，泄泻，便秘，便血，胁下坚痛；喘息不止，失眠，脏躁，癫痫，尸厥；胃炎；胃溃疡，胃扩张，子宫脱垂，荨麻疹，食物中毒。

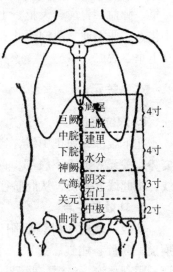

图 5 - 10

3. 处方配伍

配百会、足三里、神门治失眠、脏躁；配膻中、天突、丰隆治哮喘；配梁丘、下巨虚治急性胃肠炎；配肝俞、太冲、三阴交、公孙治疗胃十二指肠球部溃疡；配上脘、梁门治胆道蛔虫症；配阳池、子宫，治腰痛、痛经、月经不调（子宫不正）；配气海、足三里、内关、百会治胃下垂。

五、气海

1. 穴位定位

在下腹部，前正中线上，当脐中下 1.5 寸。取穴时，可采用仰卧的姿势，该穴位于人体的下腹部，直线连结肚脐与耻骨上方，将其分为十等份，在肚脐下 3/10 的位置，即为此穴。

2. 功效与主治

功效：温阳益气，化湿理气。主治：腹痛，泄泻，便秘，遗尿，阳痿，遗精，闭经，痛经，崩漏，带下，阴挺，疝气，中风脱证，

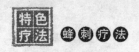

虚劳羸瘦。

3. 处方配伍

配三阴交治白浊、遗精；配关元治产后恶露不止；配灸关元、膏肓、足三里治喘息短气；配关元、命门、神阙治中风脱证；配足三里、脾俞、胃俞、天枢、上巨虚治胃腹胀痛、呃逆、呕吐、水谷不化、大便不通、泄痢不止；配足三里、合谷、百会治胃下垂、子宫下垂、脱肛。

六、关元

1. 穴位定位

在下腹部，前正中线，当脐中下 3 寸。取穴时，可采用仰卧的姿势，关元穴位于下腹部，前正中线上，从肚脐到耻骨上方画一连线，将此线五等份，从肚脐往下 3/5 处，即是此穴。

2. 功效与主治

功效：健脑宁神、回阳固脱、升阳举陷。主治：中风、腹痛、痢疾、脱肛、疝气、遗尿、小便不利、遗精、早泄、阳痿、月经不调、阴部瘙痒、消渴、眩晕、神经衰弱、细菌性痢疾、胃肠炎、肠道蛔虫症、肝炎、肾炎、尿路感染、盆腔炎、睾丸炎等。

3. 处方配伍

配百会治疗尿失禁，子宫脱垂，滑精，遗尿；配气海治疗大便不通，遗尿，遗精，阳痿，早泄，疝气，泻痢，月经不调，痛经，经闭，尿闭，尿频，眩晕，气喘，真气不足，四肢无力等症；配三阴交治疗男女生殖系统疾病。

七、中极

1. 穴位定位

仰卧位。在下腹部，前正中线上，当脐下 4 寸。具体找法如下：将耻骨和肚脐连线五等份，由下向上 1/5 处即为中极穴。

2. 功效与主治

功效：健脾益胃，培补后天。主治：癃闭，带下，阳痿，痛经，产后恶露不下，阴挺，疝气偏坠；积聚疼痛，冷气时上冲心；水肿，尸厥恍惚；肾炎，膀胱炎，产后子宫神经痛、尿频、尿急等。

3. 处方配伍

配大赫、肾俞、阴交、三阴交、次髎治阳痿、早泄、遗精、白浊、月经不调、痛经崩漏、产后恶露不止、胞衣不下、阴挺等症；配阴谷、气海、肾俞治遗溺不止；配大敦、关元、三阴交治疝气偏坠；配水分、三焦俞、三阴交、气海、委阳治水肿；中极透曲骨，配三阴交、地机治产后、术后尿潴留；中极透曲骨，配气海、膻中、足三里治尿潴留。

八、归来

1. 穴位定位

归来穴位于肚脐神阙穴旁开 2 寸，天枢穴向下 4 寸。即距前正中线旁开 2 寸；或脐下 4 寸中极穴旁开 2 寸；或先取耻骨联合上缘凹陷处的曲骨穴（脐下 5 寸）在其向上 1 寸（一横指）再旁开 2 寸处。

2. 功效与主治

功效：调经止带、理气止痛。主治：中风虚脱，四肢厥冷，尸厥，风痛，形惫体乏，绕脐腹痛，水肿臌胀，脱肛，泄痢，便秘，小便失禁，五淋，妇女不孕。

3. 处方配伍

配三阴交治五淋；配公孙、水分、天枢、足三里治泄痢便秘、绕脐腹痛；配长强、气海、关元治脱肛、小便不禁、肾虚不孕症。

九、五枢

1. 穴位定位

在侧腹部，在髂前上棘的前方，横平脐下 3 寸。侧卧位，在腹侧髂前上棘之前 0.5 寸，约平脐下 3 寸处取穴。

2. 功效与主治

功效：调经止带，调理下焦。主治：妇产科系统疾病，包括子宫内膜

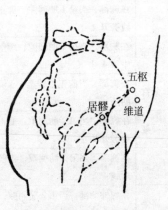

图 5-11

炎，阴道炎，阴挺，赤白带下，月经不调，疝气，少腹痛；泌尿生殖系统疾病，包括疝痛，睾丸炎；腰痛，便秘，腰胯痛。

3. 处方配伍

配气海、三阴交治少腹痛；配太冲、曲泉治疝气；配带脉、气海、三阴交治赤白带下。

附 胸部腹部其他常用穴位表

穴名	定位	主治	备注
璇玑	在胸部，当前正中线上，天突下1寸	咳嗽，气喘，胸痛，咽喉肿痛	任脉
缺盆	在锁骨上窝中央，距前正中线4寸	咳嗽气喘，咽喉肿痛，缺盆中痛，瘰疬	足阳明胃经
云门	在胸前壁的外上方，肩胛骨喙突上方，锁骨下窝凹陷处，距前正中线6寸	咳嗽，气喘，胸痛，肩关节内侧痛	手太阴肺经
中府	在胸前壁的外上方，云门下1寸，平第1肋间隙，距前正中线6寸	咳嗽，气喘，胸中胀闷，胸痛，肩背痛	手太阴肺经；肺募穴
俞府	在胸部，当锁骨下缘，前正中线旁开2寸	咳嗽，气喘，胸痛，呕吐，不欲食	足阳明胃经
华盖	在胸部，当前正中线上，平第1肋间	咳嗽，气喘，胸胁胀痛	任脉
彧中	在胸部，当第1肋间隙，前正中线旁开2寸	咳嗽，气喘，胸胁胀满，不嗜食	足少阴肾经
库房	在胸部，当第1肋间隙，距前正中线4寸	咳嗽，胸痛，胁胀，气喘	足阳明胃经
紫宫	在胸部，当前正中线上，平第2肋间	咳嗽，气喘，胸痛	足少阴肾经
神藏	在胸部，当第2肋间隙，前正中线旁开2寸	咳嗽，气喘，胸痛，烦满，呕吐，不欲食	足少阴肾经
屋翳	在胸部，当第2肋间隙，距前正中线4寸	咳嗽，气喘，胸痛，乳痈，身肿，皮肤疼痛	足阳明胃经
周荣	在胸外侧部，当第2肋间隙，距前正中线6寸	胸胁胀满，咳嗽，气喘，胁痛	足太阴脾经

续表

穴名	定位	主治	备注
玉堂	在胸部，当前正中线上，平第3肋间	咳嗽，气喘，胸痛，呕吐	任脉
灵墟	在胸部，当第3肋间隙，前正中线旁开2寸	咳嗽，气喘，痰多，胸胁胀痛，呕吐，乳痈	足少阴肾经
膻中	在胸部，当前正中线上，平第4肋间，两乳头连线的中点	咳嗽，气喘，胸痛，心悸，乳少，呕吐，噎膈	任脉；心包之募穴；八会穴之气会
神封	在胸部，当第4肋间隙，前正中线旁开2寸	咳嗽，气喘，胸胁支满，呕吐，不欲食，乳痈	足少阴肾经
中庭	在胸部，当前正中线上，平第5肋间，即胸剑结合部	胸胁胀痛，心痛，呕吐，小儿吐乳	任脉
步廊	在胸部，当第5肋间隙，前正中线旁开2寸	胸痛，咳嗽，气喘，呕吐，乳痈	足少阴肾经
气户	在胸部，当锁骨中点下缘，距前正中线4寸	咳喘，胸痛，呃逆，胁肋疼痛	足阳明胃经
膺窗	在胸部，当第3肋间隙，距前正中线4寸	咳嗽，气喘，胸痛，乳痈	足阳明胃经
胸乡	在胸外侧部，当第3肋间隙，距前正中线6寸	胸胁胀痛	足太阴脾经
乳中	在胸部，当第4肋间隙，乳头中央，距前正中线4寸	为胸部取穴标志	足阳明胃经
天池	在胸部，当第4肋间隙，乳头外1寸，前正中线旁开5寸	咳嗽，气喘，胸闷，心烦，胁肋疼痛	手厥阴心包经
天溪	在胸外侧部，当第4肋间隙，距前正中线6寸	胸痛，咳嗽，乳痈，乳汁少	足太阴脾经
乳根	在胸部，当乳头直下，乳房根部，第5肋间隙，距前正中线4寸	乳痈，乳汁少，胸痛，咳嗽，呃逆	足阳明胃经
食窦	在胸外侧部，当第5肋间隙，距前正中线6寸	胸胁胀痛，嗳气，反胃，腹胀，水肿	足太阴脾经

续表

穴名	定位	主治	备注
日月	在上腹部，当乳头直下，第7肋间隙，前正中线旁开4寸	呕吐，吞酸，胁肋疼痛，呃逆，黄疸	足少阳胆经；胆募穴
鸠尾	在上腹部，前正中线上，当胸剑结合部下1寸	胸痛，呃逆，腹胀，癫狂痫	任脉；络穴；膏之原穴
巨阙	在上腹部，前正中线上，当脐中上6寸	胸痛，心痛，心悸，呕吐，癫狂痫	任脉；心之募穴
幽门	在上腹部，当脐中上6寸，前正中线旁开0.5寸	腹痛，腹胀，呕吐，泄泻	足少阴肾经
不容	在上腹部，当脐中上6寸，距前正中线2寸	呕吐，胃痛，腹胀，食欲不振	足阳明胃经
上脘	在上腹部，前正中线上，当脐中上5寸	胃痛，呕吐，呃逆，腹胀，癫痫	任脉
腹通谷	在上腹部，当脐中上5寸，前正中线旁开0.5寸	腹胀，腹痛，呕吐	足少阴肾经
承满	在上腹部，当脐中上5寸，距前正中线2寸	胃痛，呕吐，腹胀，肠鸣，食欲不振	足阳明胃经
阴都	在上腹部，当脐中上4寸，前正中线旁开0.5寸	腹痛，腹泻，月经不调，不孕，便秘	足少阴肾经
梁门	在上腹部，当脐中上4寸，距前正中线2寸	胃痛，呕吐，腹胀，食欲不振，大便溏薄	足阳明胃经
建里	在上腹部，前正中线上，当脐中上3寸	胃痛，呕吐，食欲不振，腹胀，水肿	任脉
石关	在上腹部，当脐中上3寸，前正中线旁开0.5寸	呕吐，腹痛，便秘，不孕	足少阴肾经
关门	在上腹部，当脐中上3寸，距前正中线2寸	腹痛，腹胀，肠鸣泄泻，食欲不振，水肿	足阳明胃经
腹哀	在上腹部，当脐中上3寸，距前正中线4寸	腹痛，泄泻，痢疾，便秘，消化不良	足太阴脾经
下脘	在上腹部，前正中线上，当脐中上2寸	腹痛，腹胀，泄泻，呕吐，食谷不化，痞块	任脉

续表

穴名	定位	主治	备注
商曲	在上腹部，当脐中上2寸，前正中线旁开0.5寸	腹痛，泄泻，便秘	足少阴肾经
太乙	在上腹部，当脐中上2寸，距前正中线2寸	腹痛，腹胀，心烦，癫狂	足阳明胃经
滑肉门	在上腹部，当脐中上1寸，距前正中线2寸	癫狂，呕吐，腹胀，腹泻	足阳明胃经
水分	在上腹部，前正中线上，当脐中上1寸	水肿，小便不通，腹泻，腹痛，反胃，吐食	任脉
神阙	在腹中部，脐中央	腹痛，泄泻，脱肛，水肿，虚脱	任脉
肓俞	在腹中部，当脐中旁开0.5寸	腹痛，腹胀，呕吐，便秘，泄泻	足少阴肾经
大横	在腹中部，距脐中4寸	腹痛，腹泻，大便秘结	足太阴脾经
中注	在下腹部，当脐中下1寸，前正中线旁开0.5寸	月经不调，腹痛，便秘，泄泻	足少阴肾经
外陵	在下腹部，当脐中下1寸，距前正中线2寸	腹痛，疝气，痛经	足阳明胃经
腹结	在下腹部，大横下1.3寸，距前正中线4寸	腹痛，腹泻，大便秘结	足太阴脾经
石门	在下腹部，前正中线上，当脐中下2寸	腹痛，水肿，疝气，小便不利，泄泻，经闭，带下，崩漏	任脉；三焦募穴
四满	在下腹部，当脐中下2寸，前正中线旁开0.5寸	月经不调，带下，遗尿，遗精，疝气，便秘，腹痛，水肿	足少阴肾经
大巨	在下腹部，当脐中下2寸，距前正中线2寸	小腹胀满，小便不利，遗精，早泄，惊悸不眠，疝气	足阳明胃经
气穴	在下腹部，当脐中下3寸，前正中线旁开0.5寸	月经不调，带下，小便不利，泄泻	足少阴肾经

穴名	定位	主治	备注
水道	在下腹部，当脐中下3寸，距前正中线2寸	小腹胀满，腹痛，痛经，小便不利	足阳明胃经
大赫	在下腹部，当脐中下4寸，前正中线旁开0.5寸	阴挺，遗精，带下，月经不调，痛经，泄泻	足少阴肾经
府舍	在下腹部，当脐中下4寸，冲门上方0.7寸，距前正中线4寸	腹痛，疝气，积聚	足太阴脾经
曲骨	在下腹部，当前正中线上，耻骨联合上缘的中点处	小便不利，遗尿，遗精，阳痿，痛经，月经不调，带下	任脉
横骨	在下腹部，当脐中下5寸，前正中线旁开0.5寸	少腹胀痛，遗精，阳痿，遗尿，小便不利，疝气	足少阴肾经
气冲	在腹股沟稍上方，当脐中下5寸，距前正中线2寸	少腹痛，疝气，腹股沟疼痛	足太阴脾经
急脉	在耻骨结节的外侧，当气冲外下方腹股沟股动脉搏动处，前正中线旁2.5寸	疝气，小腹痛，阴挺	足厥阴肝经
冲门	在腹股沟外侧，距耻骨联合上缘中点3.5寸，当髂外动脉搏动处的外侧	腹痛，疝气，痔疾，崩漏，带下	足太阴脾经

第四节　腰背部常用穴位

一、肩井

1. 穴位定位

在大椎穴与肩峰连线中点，肩部最高处。取穴时一般采用正坐、俯伏或者俯卧的姿势，此穴位于人体的肩上，前直乳中，当大椎与肩峰端连线的中点，即乳头正上方与肩线交接处。在后颈根最高突起下凹陷与肩外侧骨突连线的中点，按压有痛感。

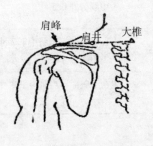

图 5 - 12

2. 功效与主治

功效：疏经通络，疏导水液，补虚通乳。主治：肩膀酸痛、头酸痛、头重脚轻、眼睛疲劳、耳鸣、高血压、落枕、肩背痹痛，手臂不举，颈项强痛，乳痛，中风，瘰疬，难产，诸虚百损。

3. 处方配伍

配足三里、阳陵泉治脚气酸痛；配肩髎穴治肩臂疼痛；配风池、颈部夹脊穴治颈椎病。

二、大椎

1. 穴位定位

在后正中线上，第7颈椎棘突下凹陷中。简便取穴：取穴位时正坐低头，该穴位于人体的颈部下端，第7颈椎棘突下凹陷处。若突起骨不太明显，让患者活动颈部，不动的骨节为第一胸椎，约与肩平齐。

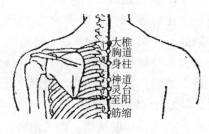

图 5-13

2. 功效与主治

功效：振奋人体阳气、强身保健、通阳解表、疏风散寒、退热解痉。主治：热病，疟疾，咳嗽，喘逆，骨蒸潮热，项强，肩背痛，腰脊强，角弓反张，小儿惊风，癫狂痫证，五劳虚损，七伤乏力，中暑，霍乱，呕吐，黄疸，风疹。

3. 处方配伍

配肺俞治虚损、盗汗、潮热；配间使、乳根治脾虚发疟；配四花治百日咳（双膈俞、双胆俞）；配曲池预防流行性脑脊髓膜炎；配合谷治白细胞减少；配足三里、命门提高机体免疫力；配大椎、定喘、孔最治哮喘；配曲池、合谷泻热；配腰奇、间使治癫痫。

三、臑俞

1. 穴位定位

在肩部，当腋后纹头直上，肩胛冈下缘凹陷中。

2. 功效与主治

功效：舒筋利节，通络散结，散寒祛风。主治：肩臂肘酸痛无力，肩肿，肩周炎；咳喘，乳痈，瘰疬，多汗症。

3. 处方配伍

治多汗症，单刺臑俞，即有特效；配臂臑治肩周炎；配肺俞治咳喘；配肩井治乳痈。

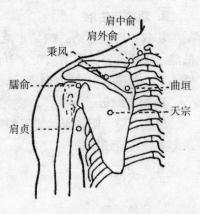

图 5—14

四、天宗

1. 穴位定位

在肩胛部，当冈下窝中央凹陷处，与第四胸椎相平。简易取穴：半身保持直立，左手搭上右肩，左手掌贴在右肩膀 1/2 处。手指自然垂直，中指指尖所碰触之处就是天宗穴。

2. 功效与主治

功效：舒筋活络，理气消肿。主治：肩周炎，肩背软组织损伤，乳腺炎。

3. 处方配伍

配肩外俞治肩胛痛；配膻中、足三里治乳痈；配肩髃、肩前、肩贞等穴治疗肩周炎。

五、肺俞

1. 穴位定位

在背部，当第 3 胸椎棘突下，旁开 1.5 寸。

2. 功效与主治

功效：补益肺气，泻热散风，养阴清肺。主治：咳嗽，气喘，咳血，鼻塞，骨蒸潮热，盗汗，皮肤瘙痒，瘾疹。

3. 处方配伍

配风门治咳嗽气喘；配

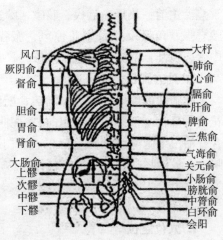

图 5—15

合谷、迎香治鼻疾；慢性支气管炎取肺俞、心俞、膈俞等。

六、筋缩

1. 穴位定位

取俯伏位，在背部，当后正中线上，第9胸椎棘突下凹陷中。

2. 功效与主治

功效：平肝熄风，宁神镇惊。主治：癫狂，惊痫，抽搐，脊强，背痛，胃痛，筋挛拘急等。

3. 处方配伍

配角孙、瘈脉治小儿惊痫、瘈疭、角弓反张；配通里治癫痫；配水道治脊强。

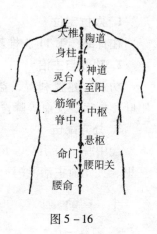

图 5 - 16

七、肝俞

1. 穴位定位

在背部，当第9胸椎棘突下，旁开1.5寸。

2. 功效与主治

功效：疏肝利胆，益肝明目，通络利咽，行气止痛。主治：黄疸，胁痛，脊背痛，目赤，目视不明，夜盲，吐血，衄血，眩晕，癫狂。

3. 处方配伍

配期门，为俞募配穴法，主治肝炎，胆囊炎，胁痛；配百会、太冲治头晕头痛；配肾俞、太溪治健忘、失眠；配大椎、曲池治癫痫、精神分裂症。

八、胆俞

1. 穴位定位

在背部，当第10胸椎棘突下，旁开1.5寸。

2. 功效与主治

功效：清泻肝胆，理气解郁。主治：黄疸，口苦，咽干咽痛，胸胁胀痛，呕吐，饮食不下，胃腹胀痛。

3. 处方配伍

治疗黄疸配阳陵泉、阴陵泉、太冲等穴；治疗胁痛配期门、支

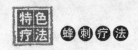

沟、阳陵泉、足三里等穴。

九、脾俞

1. 穴位定位

在背部，第 11 胸椎棘突下，旁开 1.5 寸。

2. 功效与主治

功效：健脾利湿，益气统血，升清止泄。主治：腹胀、腹泻、呕吐、痢疾、便血等脾胃肠腑病证，背痛。

3. 处方配伍

配中脘、三阴交、足三里主治呕吐；配胃俞、中脘、章门、足三里、关元俞主治泄泻；配肾俞、三阴交主治消渴。

十、胃俞

1. 穴位定位

胃俞穴位于背部，当第 12 胸椎棘突下，旁开 1.5 寸。取胃俞穴时，可采用俯卧的取穴姿势，该穴位于人体的背部，当第 12 胸椎棘突下，左右旁开二指宽处即是。

2. 功效与主治

功效：滋养胃阴，健脾助运。主治：消化系统疾病，如胃溃疡、胃炎、胃痉挛、呕吐、恶心等。

3. 处方配伍

治疗胃痛配中脘、梁丘等；治疗胃下垂配中脘、气海、百会、足三里等穴；治疗呕吐配中脘、足三里、内关等穴。

十一、悬枢

1. 穴位定位

在腰部，当后正中线上，第 1 腰椎棘突下凹陷中。

2. 功效与主治

功效：助阳健脾，通调肠气。主治：腰脊强痛，腹胀，腹痛，完谷不化，泄泻，痢疾。

3. 处方配伍

配委中、肾俞治腰脊强痛；配足三里、太白治完谷不化、泄泻。

十二、命门

1. 穴位定位

人体命门穴位于腰部，当后正中线上，第2腰椎棘突下凹陷中。

2. 功效与主治

功效：温肾壮阳，益命门火。主治：虚损腰痛，脊强反折，遗尿，尿频，泄泻，遗精，白浊，阳痿，早泄，赤白带下，胎屡坠，五劳七伤，头晕耳鸣，癫痫，惊恐，手足逆冷。

3. 处方配伍

配肾俞、太溪治遗精、早泄、腰脊酸楚、足膝无力、遗尿、癃闭、水肿、头晕耳鸣等肾阳亏虚之症；配百会、筋缩、腰阳关治破伤风、抽搐；配关元、肾俞治五更泄；配命门、肾俞、三阴交治肾虚腰痛；配命门、阿是穴、委中、腰夹脊治腰扭伤痛和肥大性脊柱炎；配十七椎穴、三阴交治痛经；配大肠俞、膀胱俞、阿是穴治寒湿腰痛。

十三、肾俞

1. 穴位定位

在背部，第2腰椎棘突旁开1.5寸；取该穴位时，通常采用俯卧姿势，肾俞穴位于人体的腰部，当第2腰椎棘突下，左右二指宽处。

2. 功效与主治

功效：益肾助阳，强腰聪耳。主治：遗尿，遗精，阳痿，月经不调，白带，水肿，耳鸣，耳聋，腰痛。

3. 处方配伍

配太溪、三阴交治月经不调；配翳风、耳门治耳鸣、耳聋；配关元、会阴、次髎等穴治疗遗精；配中极、三阴交等穴治疗遗尿。

十四、气海俞

1. 穴位定位

在腰部，当第3腰椎棘突下，旁开1.5寸。

2. 功效与主治

功效：益肾强腰，止泻止痛。主治：腰痛，月经不调，痛经，气喘。现多用于功能性子宫出血，下肢瘫痪等。

3. 处方配伍

配足三里、天枢治腹胀、肠鸣；配三阴交治白浊、遗精；配关元治产后恶露不止；配灸关元、膏肓、足三里治喘息短气；配足三里、脾俞、胃俞、天枢、上巨虚治胃腹胀痛、呃逆、呕吐、水谷不化、大便不通、泄痢不止；配足三里、合谷、百会治胃下垂、子宫下垂、脱肛。

十五、腰阳关

1. 穴位定位

在腰部，当后正中线上，第4腰椎棘突下凹陷中。

2. 功效与主治

功效：温阳通痹，壮腰补肾，祛寒除湿。主治：腰骶疼痛，下肢痿痹，月经不调、赤白带下等妇科病证，遗精、阳痿等男科病证。

3. 处方配伍

配肾俞、次髎、委中主治腰腿痛；配委中、肾俞治疗腰痛；配关元、会阴、次髎治疗遗精。

十六、大肠俞

1. 穴位定位

该穴位于腰部，当第4腰椎棘突下，旁开1.5寸。

2. 功效与主治

功效：通降肠腑、理气止痛。主治：腹胀，泄泻，便秘，腰痛，坐骨神经痛。

3. 处方配伍

配气海、足三里、支沟治便秘；治疗腹泻配天枢、神阙、大肠俞；治疗坐骨神经痛配合环跳、委中、承山；治疗腰痛配委中、肾俞、腰阳关。

十七、关元俞

1. 穴位定位

在腰部，当第5腰椎棘突下，旁开1.5寸。

2. 功效与主治

功效：温里通络，益肾强腰。主治：腰痛，腹胀，泄泻，痢疾，遗尿，消渴及膀胱炎等。

3. 处方配伍

腰痛，配肾俞、大肠俞、委中；腹胀、泄泻，配关元、气海。

十八、小肠俞

1. 穴位定位

在骶部，当骶正中嵴旁 1.5 寸，平第 1 骶后孔。当髂后上棘内缘与骶骨间的凹陷处取穴。

2. 功效与主治

功效：通调二便，清热利湿。主治：消化系统疾病，包括肠炎，痢疾，便秘；泌尿生殖系统疾病，包括遗尿，遗精；妇产科疾病，包括盆腔炎，子宫内膜炎；骶髂关节炎，痔疮。

3. 处方配伍

腹胀、痢疾、便秘，配天枢、足三里、上巨虚、关元；泌尿系结石，配肾俞、三阴交、三焦俞、关元、曲泉。

十九、膀胱俞

1. 穴位定位

在骶部，当骶正中嵴旁 1.5 寸，平第 2 骶后孔。

2. 功效与主治

功效：疏调膀胱，清热利湿。主治：小便不通，遗尿，尿频，泄泻，便秘，腰脊强痛。现多用于坐骨神经痛，痢疾，糖尿病，子宫内膜炎，膀胱炎，膀胱结石等。

3. 处方配伍

配肾俞治小便不利；配气海、足三里、支沟治便秘；配天枢、神阙、大肠俞等治疗腹泻；配环跳、委中、承山等治疗坐骨神经痛；配关元、会阴、次髎等穴治疗遗精。

二十、胞肓

1. 穴位定位

在臀部，平第二骶后孔，骶正中嵴旁开 3 寸。

2. 功效与主治

功效：补肾强腰，通利二便。主治：泌尿生殖系统疾病，如膀胱炎，尿道炎，尿潴留，睾丸炎；消化系统疾病，如肠炎，便秘；

另外还能治疗坐骨神经痛，腹直肌痉挛，腰背部软组织疾患。

3. 处方配伍

配肾俞、大肠俞、委中穴治疗腰痛。

二十一、腰俞

1. 穴位定位

位于骶部，当后正中线上，适对骶管裂孔。

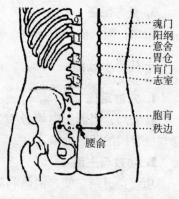

魂门
阳纲
意舍
胃仓
肓门
志室

胞肓
秩边

腰俞

图 5-17

2. 功效与主治

功效：调经清热，散寒除湿。主治：腰脊疼痛，脱肛，便秘，尿血，月经不调，下肢痿痹，腰骶神经痛，过敏性结肠炎，痔疮，淋病等。

3. 处方配伍

配膀胱俞、长强、气冲、上髎、下髎、居髎治腰脊冷痛；配太冲治脊强反折、抽搐。

二十二、秩边

1. 穴位定位

秩边穴为足太阳膀胱经背部穴，平第 4 骶后孔，骶正中嵴旁开 3 寸，即正中旁开除大拇指外的四个横指。简易取穴法：取侧卧位，脊椎最下端有一高骨即是尾骨，由此向上可以摸到黄豆大小的圆骨即骶骨角，左右各 1 个，两者下缘连线之中点处有一凹陷，即是腰俞穴。由腰俞穴向双侧水平各旁开四横指处即是本穴。

2. 功效与主治

功效：壮腰补肾、益肾固精、疏通经络、培补元气。主治：腰骶痛，下肢痿痹，急性腰扭伤，腰椎间盘突出症，梨状肌损伤综合征，坐骨神经痛，脑血管病后遗症，阳痿，痛经，前列腺炎，小便不利，便秘，痔疾等。

3. 处方配伍

配大肠俞、委阳、阿是穴治急性腰扭伤；配大肠俞、命门、腰阳关、委中治腰椎间盘突出症；配环跳、殷门、阳陵泉、昆仑治坐骨神经痛；配关元、命门、肾俞治阳痿；配中极、次髎、子宫治痛经；配关元、中极、水道治前列腺炎。

附 背腰部其他常用穴位表

穴名	定位	主治	备注
陶道	在背部，当后正中线上，第1胸椎棘突下凹陷中	头痛，疟疾，热病，脊强	督脉
身柱	在背部，当后正中线上，第3胸椎棘突下凹陷中	咳嗽，气喘，癫痫，脊背强痛	督脉
神道	在背部，当后正中线上，第5胸椎棘突下凹陷中	心悸，健忘，咳嗽，脊背强痛	督脉
灵台	在背部，当后正中线上，第6胸椎棘突下凹陷中	咳嗽，气喘，疔疮，脊背强痛	督脉
至阳	在背部，当后正中线上，第7胸椎棘突下凹陷中	胸胁胀满，黄疸，咳嗽，气喘，背痛，脊强	督脉
中枢	在背部，当后正中线上，第10胸椎棘突下凹陷中	黄疸，呕吐，腹满，腰脊强痛	督脉
脊中	在背部，后正中线上，第11胸椎棘突下凹陷中	泄泻，黄疸，痔疾，癫痫，小儿疳积，脱肛，腰脊强痛	督脉
肩中俞	在背部，当第7颈椎棘突下，旁开2寸	肩背疼痛，咳嗽，哮喘	手太阳小肠经
肩外俞	在背部，当第1胸椎棘突下，旁开3寸	肩背酸痛，颈项强急	手太阳小肠经
附分	在背部，当第2胸椎棘突下，旁开3寸	肩背拘急，颈项强痛，肘臂麻木	足太阳膀胱经
天髎	在肩胛部，肩井与曲垣的中间，当肩胛骨上角处	肩臂痛，颈项强急	手少阳三焦经
曲垣	在肩胛部，冈上窝内侧端，当臑俞与第2胸椎棘突连线的中点处	肩胛部疼痛，拘挛	手太阳小肠经

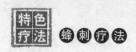

续表

主治	备注	代号	定位
秉风	在肩胛部冈上窝中央，天宗直上，举臂有凹陷处	肩臂疼痛，上肢酸麻	手太阳小肠经
肩贞	在肩关节后下方，臂内收时，腋后纹头上1寸	肩胛痛，手臂麻痛，上肢不举，缺盆中痛	手太阳小肠经
大杼	在背部，当第1胸椎棘突下，旁开1.5寸	咳嗽，发热，头痛，肩背痛，颈项拘急	足太阳膀胱经；八会穴之骨会
风门	在背部，当第2胸椎棘突下，旁开1.5寸	伤风咳嗽，发热头痛，目眩，项强，胸背痛，鼻塞多涕	足太阳膀胱经
厥阴俞	在背部，当第4胸椎棘突下，旁开1.5寸	心痛，心悸，胸闷，咳嗽，呕吐	足太阳膀胱经；心包背俞穴
心俞	在背部，当第5胸椎棘突下，旁开1.5寸	癫狂，痫证，惊悸，失眠，健忘，心烦，咳嗽，吐血，梦遗，心痛，胸背痛	足太阳膀胱经；心背俞穴
督俞	在背部，当第6胸椎棘突下，旁开1.5寸	心痛，腹痛，腹胀，肠鸣，呃逆	足太阳膀胱经
膈俞	在背部，当第7胸椎棘突下，旁开1.5寸	胃脘痛，呕吐，呃逆，饮食不下，咳嗽，吐血，潮热，盗汗	足阳明膀胱经；八会穴之血会
三焦俞	在腰部，当第1腰椎棘突下，旁开1.5寸	胃脘痛，腹胀，呕吐，完谷不化，肠鸣，胸胁痛	足太阳膀胱经；三焦背俞穴
中膂俞	在骶部，当骶正中崤旁1.5寸，平第3骶后孔	腰脊痛，消渴，痢疾	足太阳膀胱经
白环俞	在骶部，当骶正中崤旁1.5寸，平第4骶后孔	腰腿痛，白带，遗精，月经不调	足太阳膀胱经

第五节　上肢部常用穴位

一、肩髃

1. 穴位定位

肩髃穴位于肩峰端下缘，当肩峰与肱骨大结节之间，三角肌上部中央。臂外展或平举时，肩部出现两个凹陷，当肩峰前下方凹陷处即本穴。

2. 功效与主治

功效：通经活络，疏散风热。主治：肩臂挛痛、上肢不遂等肩及上肢病证，瘾疹。

3. 处方配伍

配肩髎、肩贞、臑俞等主治肩周炎；配曲池、外关、合谷主治上肢不遂；配外关主治落枕。

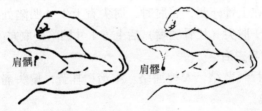

图 5 – 18

二、肩髎

1. 穴位定位

肩髎穴位于肩部，肩髃穴后方，当臂外展时，于肩峰后下方凹陷处。取法：上臂外展平举，肩关节部即可出现两个凹陷窝，后面一个凹陷窝即是本穴。或垂肩，于锁骨肩峰端后缘直下 2 寸，当肩峰与肱骨大结节之间处取穴。

2. 功效与主治

功效：祛风湿，通经络。主治：肩臂挛痛不遂，胁肋疼痛。

3. 处方配伍

配曲池、肩髃主治肩臂痛；配肩井、天池、养老治上肢不遂、肩周炎；配外关、章门主治肋间神经痛。

三、臑会

1. 穴位定位

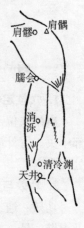

该穴位于人体的臂外侧，当肘尖与肩髎穴的连线上，肩髎穴下3寸，三角肌的后下缘。

2. 功效与主治

功效：化痰散结，通络止痛。主治：瘰疬瘿气，目疾，肩胛疼痛，腋下痛等。

3. 处方配伍

配肩俞、肩贞治肩周炎；配肘髎、外关治肘臂挛痛。

图 5－19

四、天井

1. 穴位定位

天井穴在上臂外侧，屈肘时，肘尖直上1寸凹陷处。取该穴时以手插腰，于肘尖（尺骨鹰嘴）后上方1寸凹陷处取穴。

2. 功效与主治

功效：行气散结，安神通络。主治：耳聋，偏头痛，癫痫，瘰疬，肘臂痛。

3. 处方配伍

配率谷治偏头痛；配天突治瘿气；配臂臑治瘰疬、瘾疹；配巨阙、心俞治精神恍惚。

五、肘髎

1. 穴位定位

在臂外侧，屈肘，曲池上方1寸，当肱骨边缘处。

2. 功效与主治

功效：舒筋活络。主治：肘臂酸痛、麻木、挛急，肩周炎，肱骨外上髁炎。

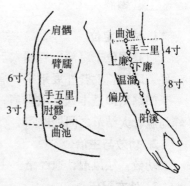

图 5－20

3. 处方配伍

配曲池、肘髎、手三里、合谷治肘劳；配肩髃、肩髎、臂臑治肩周炎。

六、小海

1. 穴位定位

小海穴位于肘内侧，当尺骨鹰嘴与肱骨内上髁之间凹陷处。取该穴时屈肘抬臂，在肘内侧，当尺骨鹰嘴与肱骨内上髁之间凹陷处即本穴。用手指弹敲该部时有电麻感直达小指。

2. 功效与主治

功效：清热通络，安神定志。主治：肘臂挛痛，癫痫。

3. 处方配伍

配手三里治肘臂疼痛。

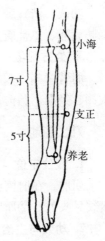

图 5 – 21

七、曲泽

1. 穴位定位

屈泽穴在肘横纹中，当肱二头肌腱的尺侧缘处即本穴。

2. 功效与主治

功效：清热除烦，舒筋活血。主治：心痛，心悸，胸痛，呕吐，胃痛，中暑，泄泻，热病，瘾疹，肘臂痛。

3. 处方配伍

配内关、大陵治疗心胸痛；配神门、鱼际治疗呕血；配委中、曲池治疗高热中暑；配内关、中脘、足三里治疗呕吐、胃痛。

八、尺泽

1. 穴位定位

尺泽穴为手太阴肺经穴位，位于人体的手臂肘部，取此穴位时应让患者采用正坐、仰掌并微屈肘的取穴姿势，取穴时先将手臂上

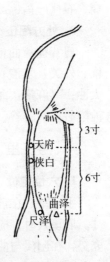

图 5 – 22

举，在手臂内侧中央处有粗腱，腱的外侧处即是此穴（或在肘横纹中，肱二头肌桡侧凹陷处）。

2. 功效与主治

功效：清宣肺气，泻火降逆。主治：咳嗽、喘息、气逆、咯血、胸胁满痛、急性腹痛吐泻、潮热消渴、肘臂挛痛。

3. 处方配伍

肘臂挛痛：尺泽配合谷、曲池、阿是穴；咳嗽，气喘：尺泽配太渊、经渠、肺俞；吐泻：尺泽配委中；咯血：尺泽配孔最。

九、曲池

1. 穴位定位

屈肘，在肘横纹桡侧端凹陷处。取法：①屈肘成直角，当肘弯横纹尽头处。②屈肘，于肘横纹外侧端与肱骨外上髁连线的中点处。

2. 功效与主治

功效：清热要穴，可清热祛风，调和营血，降逆活络。主治：咽喉肿痛，牙痛，目赤痛，瘰疬，瘾疹，热病，上肢不遂，手臂肿痛，腹痛吐泻，高血压，癫狂。

3. 处方配伍

肩背痛：曲池配肩髃、肩贞、天宗等；发热：曲池配合谷、大椎、外关、复溜；高血压：曲池配合谷、内关、足三里、三阴交、太冲；荨麻疹：曲池配风池、膈俞、三阴交；两手酸痛难握物：曲池配后溪、合谷、阳池、肩髃穴。

十、手三里

1. 穴位定位

手三里穴在前臂背面桡侧，当阳溪与曲池连线上，肘横纹下2寸。取该穴时，应让患者采用正坐、侧腕、伸直前臂、屈肘的取穴姿势，在阳溪与曲池的连线上，曲池下2寸处即本穴（或手弯曲处向前3指）。

2. 功效与主治

功效：通经活络，清热明目，调理肠胃。主治：肩臂麻痛，上肢不遂，腹痛，腹泻，齿痛颊肿。

3. 处方配伍

肩痹麻痛，配合谷、曲池、肩髃；上肢不遂，配肩髃、曲池、手三里、外关、合谷、颈胸夹脊；胃寒胃痛，配上脘、胃俞；饮食停滞，配梁门、下脘；脾胃虚寒，配脾俞、胃俞、关元。

十一、上廉

1. 穴位定位

在前臂背面桡侧，当阳溪与曲池连线上，肘横纹下3寸。

2. 功效与主治

功效：舒筋活络，活血化瘀。主治：头痛、目眩，半身不遂，手臂麻木、酸痛，肩膊酸痛；肠鸣腹痛、胸满等。

3. 处方配伍

配极泉、肩髃、肩贞、臂臑、少海、阿是穴治臂丛神经痛；配曲池、肘髎、手三里、合谷治疗肘劳。

十二、下廉

1. 穴位定位

在前臂背面桡侧，当阳溪与曲池连线上，肘横纹下4寸。

2. 功效与主治

功效：调理肠胃，通经活络。主治：头痛，眩晕，目痛，半身不遂，手臂麻木、酸痛，肩膊酸痛，网球肘，肘关节炎，消化不良，腹痛，肠鸣音亢进等。

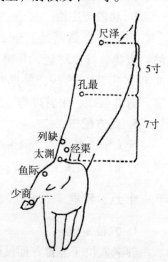

图 5 - 23

3. 处方配伍

配中脘、天枢、足三里、三阴交、太冲治疗腹痛。

十三、孔最

1. 穴位定位

孔最穴在前臂掌面桡侧，尺泽与太渊连线上当腕横纹上7寸处。取此穴位时应让患者伸前臂仰掌，于前臂掌面桡侧，当尺泽穴与太渊穴连线上，腕横纹上7寸即是本穴。

2. 功效与主治

功效：清热止血，润肺理气。主治：呼吸系统疾病：肺结核咯血，咽喉炎，扁桃体炎，支气管炎，支气管哮喘；运动系统疾病：肘臂痛，手关节痛。

3. 处方配伍

配曲泽、肺俞治疗咯血；配哑门治失音；配少商治咽喉肿痛；配肺俞、风门，主治咳嗽、气喘；配合谷、大椎，主治热病无汗、头痛。

十四、外关

1. 穴位定位

取此穴位时应让患者采用正坐或仰卧、俯掌的姿势，该穴位于人体的前臂背侧，腕背横纹向上三指宽处，与正面内关穴相对；或当阳池穴与肘尖穴的连线上，腕背横纹上2寸，尺骨与桡骨之间。

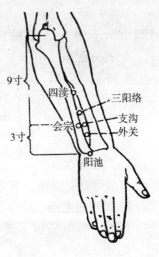

图 5－24

2. 功效与主治

功效：清热解表，通经活络。主治：头痛、目赤肿痛、耳鸣、耳聋等头面五官疾患，热病，胁肋痛，上肢痹痛，肘部酸痛，手臂疼痛，肋间神经痛，瘰疬。

3. 处方配伍

配太阳、率谷主治偏头痛；配足临泣治疗耳聋、目痛、颊肿、项强、肩痛；配后溪主治落枕；配阳池、中渚主治手指疼痛、腕关节疼痛。

十五、养老

1. 穴位定位

养老穴位于前臂背面尺侧，当尺骨小头近端桡侧凹陷中。取法：屈肘，掌心向胸，在尺骨小头的桡侧缘，于尺骨小头最高点水平的骨缝中取穴。或掌心向下，用另一只手指按在尺骨小头的最高点上，然后掌心转向胸部，当手指滑入的骨缝中取穴。

2. 功效与主治

功效：清头明目，舒筋活络。主治：目视不明，头痛，面痛，肩、背、肘、臂酸痛，急性腰痛，项强。

3. 处方配伍

落枕，独取对侧养老；肩、背、肘疼痛，配肩髃；头痛、面痛，配风池。

十六、合谷

1. 穴位定位

合谷穴位于手背，第1、2掌骨间，当第2掌骨桡侧的中点处。另有简便取穴法：以其中一手的拇指指骨关节横纹，放在另一手拇、示指之间的指蹼缘上，当拇指尖下即为合谷穴。

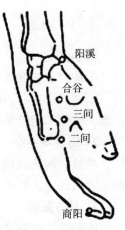

图 5 - 25

2. 功效与主治

功效：清热祛风，开表散寒，提神醒脑。主治：头痛，目赤肿痛，鼻出血，牙痛，牙关紧闭，口眼歪斜，耳聋，疒腮，咽喉肿痛，热病无汗，多汗，腹痛，便秘，经闭，滞产。

3. 处方配伍

配太阳治头痛；配太冲治目赤肿痛；配迎香穴治鼻疾；配少商治咽喉肿痛；配三阴交治经闭、滞产；配地仓、颊车治口眼歪斜。

十七、阳溪

1. 穴位定位

在腕背横纹桡侧，取该穴时，手拇指上翘，当两筋（拇长伸肌腱与拇短伸肌腱）之间，腕关节桡侧处即本穴。

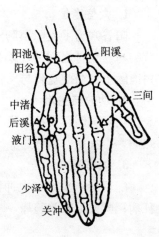

图 5 - 26

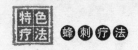
2. 功效与主治

功效：清热散风，通利关节。主治：头痛，目赤肿痛，耳聋，耳鸣，齿痛，咽喉肿痛，手腕痛。

3. 处方配伍

配合谷治头痛；配少府、通里、内关治心律不齐；配阳谷、腕骨治手腕痛。

十八、阳池

1. 穴位定位

阳池穴在腕背横纹中，当指总伸肌腱的尺侧缘凹陷处。取该穴时，俯掌，于第三、四掌骨间直上与腕横纹交点处凹陷中取穴；或于腕关节背部指总伸肌腱和小指固有伸肌腱之间处取穴。

2. 功效与主治

功效：清热通络，通调三焦，益阴增液。主治：耳聋，目赤肿痛，咽喉肿痛，疟疾，消渴，腕痛，女性手脚冰冷。

3. 处方配伍

配外关、曲池治前臂疼痛麻木；配少商、廉泉治咽喉肿痛；配胃脘下俞、脾俞、太溪治糖尿病。

十九、阳谷

1. 穴位定位

阳谷穴为手太阳小肠经穴，该穴位于人体的手腕尺侧，当尺骨茎突与三角骨之间的凹陷处。取该穴时应俯掌，在三角骨后缘，赤白肉际上，当豌豆骨与尺骨茎突之间取穴。

2. 功效与主治

功效：明目安神，通经活络。主治：头痛，目眩，耳鸣，耳聋，热病，癫狂病，腕背痛。

3. 处方配穴

配百会、头维、太冲治头痛；配大椎、神门、劳宫、丰隆治癫狂病；配阳池穴治腕痛。

二十、中渚

1. 穴位定位

中渚穴在手背部,当掌指关节的后方,第4、5掌骨间凹陷处。取此穴位时应让患者俯掌,掌心向下,当无名指掌指关节的后方,第4、5掌骨间的凹陷处。

2. 功效与主治

功效:清热通络,开窍益聪。主治:头痛,耳鸣,耳聋,目赤,咽喉肿痛,热病,消渴,疟疾,手背屈伸不利,肘臂肩背疼痛。

3. 处方配伍

配八邪、外关主治手指不能屈伸;配太溪治咽喉肿痛;配听宫、翳风治耳鸣、耳聋;配外关、期门治肋间神经痛。

二十一、液门

1. 穴位定位

在手背部,当第4、5指间,指蹼缘后方赤白肉际处。

2. 功效与主治

功效:清头目,利三焦,通络止痛。主治:头痛,咽喉炎,耳疾,疟疾,前臂肌痉挛或疼痛,手背痛,颈椎病,肩关节周围炎。

3. 处方配伍

配鱼际治喉痛;配中渚治手臂红肿。

二十二、鱼际

1. 穴位定位

在手拇指本节(第1掌指并节)后凹陷处,约当第1掌骨中点桡侧,赤白肉际处。

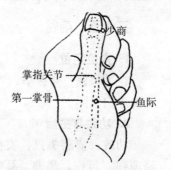

图 5-27

2. 功效与主治

功效:调理肺气,清热利咽。主治:咽干、咽喉肿痛、失音、咳嗽、咳血等。

3. 处方配伍

配天突、合谷治咽喉肿痛;配劳宫治呕吐;配大陵治咳逆气喘;配中冲、关冲治中风昏迷;配大敦治狂证。

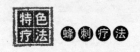

二十三、二间

1. 穴位定位

微握拳，在第2掌指关节前缘桡侧，当赤白肉际处取穴。

2. 功效与主治

功效：解表，清热利咽。主治：目昏，鼻衄，齿痛，牙龈炎，口歪，咽喉肿痛，热病。

3. 处方配伍

配天突、合谷治咽喉肿痛；配地仓、颊车治口眼歪斜。

二十四、三间

1. 穴位定位

三间穴为手阳明大肠经穴，微握拳，在手示指本节（第2掌指关节）后，桡侧凹陷处。取此穴时需微握拳，在食指桡侧，第2掌指关节后，第2掌骨小头上方处取穴。

2. 功效与主治

功效：泄热止痛，利咽。主治：目痛，齿痛，咽喉肿痛，身热，手背肿痛，嗜卧，胸腹满，肠鸣腹泄。

3. 处方配伍

配合谷、攒竹治目痛；配手三里治齿痛；配少商治咽喉肿痛；配后溪、阳谷治手背肿痛。

二十五、前谷

1. 穴位定位

在手尺侧，微握拳，当小指本节（第5掌指关节）前的掌指横纹头赤白肉际。

2. 功效与主治

功效：清利头目，安神定志，通经活络。主治：热病无汗，头痛项强，目痛，鼻塞，耳鸣，咽喉肿痛，疟腮，热病；乳少，乳房疼痛；前臂神经痛，手指麻木等。

3. 处方配伍

配少泽、足三里、乳根、膻中治产后乳少；配八邪、中渚、腕骨、阳溪治手指麻木；配大椎、风池、风门、外关治热病无汗、头痛项强。

二十六、后溪

1. 穴位定位

后溪穴位于手掌尺侧，小指本节（第5掌指关节）后方赤白肉际处，握拳时，当掌远纹尺侧端（即把手握拳，掌指关节后横纹的尽头就是该穴）。

2. 功效与主治

功效：开窍醒神、清热舒筋、通督脉、固表汗。主治：头项强痛、腰背痛、手指及肘臂挛痛等痛证，耳聋，目赤，咽喉肿痛，癫狂痫，盗汗，疟疾。

3. 处方配伍

配天柱治落枕；配翳风、听宫治耳鸣、耳聋；配合谷治手指挛痛；配列缺、悬钟治颈项强痛。

附　上肢部其他常用穴位表

穴名	定位	主治	备注
曲垣	在肩胛部，冈上窝内侧端，当臑俞与第2胸椎棘突连线的中点处	肩胛背项疼痛	手阳明大肠经
秉风	在肩胛部，冈上窝中央，天宗直上，举臂有凹陷处	肩胛疼痛，手臂酸麻	手阳明大肠经；手三阳与足少阳经交会穴
巨骨	在肩上部，当锁骨肩峰端与肩胛冈之间凹陷处	肩背及上臂疼痛，伸展及抬举不便和瘰疬，瘿气	手阳明大肠经
臑俞	在肩部，当腋后纹头直上，肩胛冈下缘凹陷中	肩臂疼痛，瘰疬	手少阳小肠经；手、足太阳、阳维脉、阳跷脉交会穴
臂臑	在臂外侧，三角肌止点处，当曲池与肩髃连线上，曲池上7寸	瘰疬，肩臂疼痛，目疾，颈项拘挛	手阳明大肠经
消泺	在臂外侧，当清冷渊与臑会连线的中点处	头痛，齿痛，项强，肩背痛	手少阳三焦经

续表

穴名	定位	主治	备注
手五里	在臂外侧，当曲池与肩髃连线上，曲池上3寸处	肘臂疼痛挛急，瘰疬	手阳明大肠经
清冷渊	在臂外侧，屈肘时当肘尖直上2寸，即天井上1寸	头痛，目黄，上肢痹痛	手少阳三焦经
四渎	在前臂背侧，当阳池与肘尖的连线上，肘尖下5寸，尺骨与桡骨之间	耳聋，暴喑，齿痛，手臂痛	手少阳三焦经
支正	在前臂背面尺侧，当阳谷与小海的连线上，腕背横纹上5寸	项强，肘挛，手指痛，头痛，热病，目眩，善忘，消渴	手太阳小肠经；络穴
温溜	屈肘，在前臂背面桡侧，当阳溪与曲池穴连线上，腕横纹上5寸	头痛，面肿，咽喉肿痛，肩背酸痛，疔疮，吐舌，肠鸣腹痛	手阳明大肠经；郄穴
三阳络	在前臂背侧，腕背横纹上4寸，尺骨与桡骨之间	耳聋，暴喑，齿痛，上肢痹痛	手少阳三焦经
支沟	在前臂背侧，当阳池与肘尖的连线上，腕背横纹上3寸，尺骨与桡骨之间	耳鸣，耳聋，暴喑，瘰疬，胁肋痛，便秘，热病	手少阳三焦经；经穴
会宗	在前臂背侧，当腕背横纹上3寸，支沟尺侧，尺骨的桡侧缘	耳聋，癫痫，上肢痹痛	手少阳三焦经；郄穴
偏历	屈肘，在前臂背面桡侧，当阳溪与曲池穴连线上，腕横纹上3寸	耳鸣，耳聋，目赤，鼻衄，喉痛，手臂酸痛	手阳明大肠经；络穴
腕骨	在手掌尺侧，当第5掌骨基底与钩骨之间凹陷处，赤白肉际	头痛，项强，耳鸣耳聋，目翳，指挛臂痛，热病汗不出，疟疾，胁痛	手太阳小肠经；原穴
少泽	在手小指末节尺侧，距指甲角0.1寸	头痛，目翳，咽喉肿痛，乳痈，乳汁少，昏迷，热病，耳鸣，耳聋，肩臂外后侧疼痛	手太阳小肠经；井穴
关冲	在手环指末节尺侧，距指甲角0.1寸	头痛，目赤，耳聋，喉痹，热病，昏厥	手少阳三焦经；井穴

续表

穴名	定位	主治	备注
商阳	在手食指末节桡侧，距指甲角0.1寸	咽喉肿痛，耳鸣耳聋，中风昏迷，热病无汗，下齿痛，青盲	手阳明大肠经；井穴

第六节　下肢部常用穴位

一、环跳

1. 穴位定位

侧卧屈股，股骨大转子最凸点与骶管裂孔连线的外1/3与中1/3交点处。

2. 功效与主治

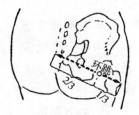

图5-28

功效：通经活络，祛风除湿。主治：坐骨神经痛，下肢麻痹，脑血管病后遗症，腰腿痛，髋关节及周围软组织疾病，脚气，感冒，神经衰弱，风疹，湿疹。

3. 处方配伍

配居髎、委中、悬钟，主治风寒湿痹证；配殷门、阳陵泉、委中、昆仑主治下肢痹痛；配风池、曲池主治风疹。

二、居髎

1. 穴位定位

在髋部，当髂前上棘与股骨大转子最凸点连线的中点处。

2. 功效与主治

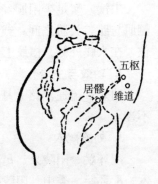

图5-29

功效：舒筋活络，益肾强脊。主治：消化系统疾病：阑尾炎，胃痛，下腹痛；泌尿生殖系统疾病：睾丸炎，肾炎，膀胱炎，疝气；妇产科疾病：月经不调，子宫内膜炎，白带多；运动系统疾病：腰腿痹

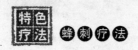

痛，瘫痪，髋关节及周围软组织诸疾患等。

3. 处方配伍

配环跳、肾俞、委中治腰腿痹痛；配大敦、中极治疝气。

三、风市

1. 穴位定位

风市为足少阳胆经的腧穴，在大腿外侧部的中线上，当腘横纹上 7 寸。简易取穴为：直立时，两肩水平，双手自然垂手贴于大腿两侧时，大腿外侧部的中线上，中指尖之处是穴。

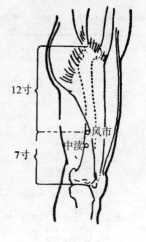

图 5-30

2. 功效与主治

功效：祛风湿、通经络、止痹痛。主治：中风半身不遂，下肢痿痹、麻木不仁，遍身瘙痒，腰腿酸痛，脚气等。

3. 处方配伍

腰腿酸痛配大肠俞、环跳、秩边、委中、阳陵泉等穴；痹证配大杼、大椎、命门、关元、腰阳关等；荨麻疹配风池、曲池、外关、血海穴；下肢痿痹配伏兔、犊鼻、足三里、悬钟等穴。

四、中渎

1. 穴位定位

中渎穴属足少阳胆经穴，在大腿外侧，腘横纹上 5 寸，当股外侧肌与肱二头肌之间；或于风市穴直下 2 寸处。取本穴时当以仰卧位，在大腿外侧，横纹上 5 寸，当股外侧肌与股二头肌之间取穴。

2. 功效与主治

功效：疏通经络，祛风散寒。主治：腿膝痛，痿痹不仁，半身不遂。

3. 处方配穴

配环跳、阳陵泉、足三里治下肢痿痹；配阴市治下肢冷痛、麻木；配环跳、委中、阳陵泉、绝骨治坐骨神经痛。

五、血海

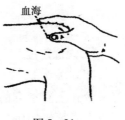

血海

图 5-31

1. 穴位定位

血海穴是足太阴脾经的腧穴，该穴位于髌骨底内侧缘上 2 寸，当股四头肌内侧头的隆起处。简便取法是：患者屈膝，医者以左手掌心按于患者右膝髌骨上缘，二至五指向上伸直对着大腿，拇指约呈 45°角斜置，拇指尖下是穴。对侧取法仿此。

2. 功效与主治

功效：健脾益气，养血行血，解毒止痒，调经止血，祛瘀止痛。主治：月经不调，经闭，崩漏，膝股内侧痛，瘾疹，湿疹，丹毒。

3. 处方配伍

月经不调配关元、三阴交等；闭经配气海、脾俞、肾俞、足三里等；崩漏配关元、三阴交、隐白、膈俞等；膝股内侧痛配阴陵泉；瘾疹配曲池、合谷、三阴交、膈俞等；湿疹配曲池、足三里、三阴交等；丹毒配合谷、曲池、委中等。

六、梁丘

1. 穴位定位

梁丘穴为足阳明胃经腿部穴位，在大腿前面，当髂前上棘与髌底外侧端的连线上，髌底上 2 寸。简易取穴法：伸展膝盖用力时，膝盖外侧筋肉凸出处的凹陷；或从膝盖骨外侧，约三个手指左右的上方也是该穴。

2. 功效与主治

功效：理气和胃，通经活络。主治：膝关节肿痛，下肢不遂，急性胃痛，腹泻，乳痈。

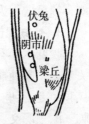

伏兔
阴市
梁丘

图 5-32

3. 处方配伍

胃痛配足三里、中脘、公孙等；膝关节肿痛加双侧膝眼、膝阳关等；乳痈加膻中、乳根等；下肢不遂加阳陵泉、悬钟等；腹泻配天枢、神阙、大肠俞等。

七、膝阳关

1. 穴位定位

膝阳关为足少阳胆经穴，在膝外侧，当股骨外上髁上方的凹陷处。取该穴时当以正坐屈膝或仰卧位，阳陵泉直上，股骨外上髁的上方凹陷处取穴。

2. 功效与主治

功效：疏利关节，祛风化湿。主治：膝膑肿痛，腘筋挛急，小腿麻木。

3. 处方配穴

配环跳、承筋治胫痹不仁；配血海、犊鼻、丰隆、曲池、合谷治膝关节炎；配阳陵泉、膝眼治膝膑肿痛。

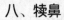

图 5-33

八、犊鼻

1. 穴位定位

屈膝，在髌骨下缘，髌韧带（髌骨与胫骨之间大筋）两侧有凹陷，其外侧凹陷中取穴。

2. 功效与主治

功效：通经活络，疏风散寒，理气消肿，利关节止痛。主治：风湿、类风湿关节炎，膝骨性关节炎，外伤等各种膝关节痛。膝部神经痛或麻木，下肢瘫痪，犊鼻穴常为辅助用穴。

3. 处方配伍

膝麻木不仁配髀关、阳陵泉等；膝关节炎、膝肿痛及膝下病配梁丘、血海、鹤顶、足三里、阴陵泉、阳陵泉等穴；脚气配三阴交、悬钟，可配用艾灸、蜡疗、热敷等治疗方法。

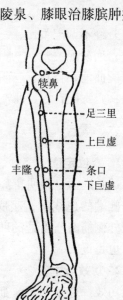

图 5-34

九、丰隆

1. 穴位定位

该穴位于人体的小腿前外侧，当外踝尖上8寸，条口穴外，距胫骨前缘二横指（中指）。取穴时从腿的外侧找到膝眼和外踝这两个点，连成一条线，然后取这条线的中点，接下来找到腿上的胫骨，胫骨前缘外侧1.5寸，大约是两指的宽度，和刚才那个中点平齐，此处便为丰隆穴。

2. 功效与主治

功效：调和胃气，祛湿化痰。主治：气逆，喉痹卒喑，狂癫，足不收，胫枯，胸腹痛，呕吐，便秘，脚气，头痛，眩晕等。

3. 处方配伍

配冲阳，有豁痰宁神的作用，治狂妄行走，登高而歌，弃衣而走；配肺俞、尺泽，有祛痰镇咳的作用，治咳嗽，哮喘；配照海、陶道，有涤痰醒神的作用，治癫痫。

十、足三里

1. 穴位定位

正坐屈膝，在小腿前外侧，当犊鼻下3寸，距胫骨前缘一横指。简易取穴：屈膝90°，外膝眼往下四横指，胫骨外一横指处即是本穴。

2. 功效与主治

功效：调理脾胃，补益中气，疏通经络，祛风除湿，扶正祛邪。主治：胃痛，呕吐，噎膈，腹胀，泄泻，消化不良，痢疾，便秘，肠痈，下肢痹痛，膝痛，失眠，心悸，头晕，乳痈。

3. 处方配伍

下肢痹痛配冲阳、仆参、飞扬、复溜、完骨等；心悸配天枢、三阴交、肾俞、行间等；头晕目眩配百会、风池、曲池、丰隆、三阴交等；乳痈配梁丘、期门、内关、肩井等；胃脘痛配中脘、内关等；呕吐配中脘、内关、公孙等；腹泻配天枢、脾俞、气海、肾俞等穴；失眠配百会、内关、神门等穴。

十一、阳陵泉

1. 穴位定位

阳陵泉穴是足少阳胆经合穴，位于小腿外侧当腓骨头前下方凹陷处。

2. 功效与主治

功效：强筋健骨，舒筋活络，疏肝利胆，清泄湿热。主治：肩周炎，膝关节炎，风湿性关节炎，类风湿关节炎，偏瘫，坐骨神经痛，扭挫伤，胆囊炎，胆绞痛，胆结石。

3. 处方配伍

肩周炎配合肩髃、肩前、肩贞等；胆囊炎、胆绞痛、胆结石等配合中脘、胆囊穴等；膝关节退形性变、膝关节炎等配合膝眼、委中、足三里、阴陵泉、鹤顶等穴；坐骨神经痛配合环跳、委中、承山等。

十二、光明

1. 穴位定位

小腿外侧，当外踝尖上5寸，腓骨前缘。

2. 功效与主治

功效：清肝明目，疏通经络，消肿止痛。主治：目视不明，目痛，夜盲，乳房胀痛，乳汁少，下肢外侧疼痛。

3. 处方配伍

近视配四白、太阳、风池等；斜视配风池、太冲、合谷、太溪等；乳汁少加膻中、乳根、少泽、足三里等。

十三、悬钟

1. 穴位定位

小腿外侧部，外踝尖上三寸，腓骨前缘凹陷处。

2. 功效与主治

功效：泄胆火，清髓热，舒筋脉，平肝熄风，舒肝益肾。主治：腹满，胃中有热，热病汗不出，五淋，喉痹，髀枢痛，诸节酸折、风劳身重，中风手足不遂，颈项强，脚气，落枕，偏头痛，淋巴结核，足内翻。

3. 处方配伍

配内庭治心腹胀满；配昆仑、合谷、肩髃、曲池、足三里治中风、半身不遂；配后溪、列缺治项强、落枕。

十四、阴陵泉

1. 穴位定位

在小腿内侧，当胫骨内侧踝后下方凹陷处。与阳陵泉相对，当胫骨内侧缘与腓肠肌之间，比目鱼肌起点部上方。

2. 功效与主治

功效：运中焦，化湿滞，调膀胱，祛风冷。主治：急慢性肠炎、细菌性痢疾、尿潴留、尿失禁、尿路感染、阴道炎、膝关节及周围软组织疾患。

3. 处方配伍

配三阴交，有温中运脾的作用，治腹寒；配水分有利尿消肿的作用，治水肿；配中极、膀胱俞、三阴交，治小便不利；配足三里、上巨虚治腹胀、腹泻。

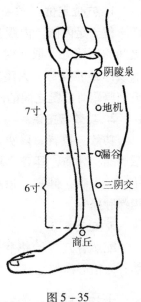

图 5 - 35

十五、三阴交

1. 穴位定位

位于小腿内侧，当足内踝尖上 3 寸，约 4 指幅宽，按压有一骨头为胫骨，此穴位于胫骨后缘靠近骨边凹陷处即是。

2. 功效与主治

功效：健脾利湿，补肝益肾，调和营血。主治：妇科病如月经不调、痛经、崩漏、带下、不孕、难产、阴挺；男科病如疝气、遗精、阳痿、早泄；消化系统病如腹胀腹痛、肠鸣泄泻、便秘。

3. 处方配伍

下肢痿痹加髀关、伏兔、足三里、阳陵泉等；月经不调加关元、血海、照海等；痛经加关元、地机、照海等；崩漏加关元、血海、膈俞等；遗精加会阴、关元、肾俞、次髎等；阳痿加关元、中极、肾俞等穴；早泄加关元、肾俞等；失眠加神门、内关、百会、安

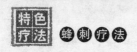
眠等。

十六、太溪

1. 穴位定位

位于足内侧，内踝后方，当内踝尖与跟腱之间的凹陷处。取穴时，可采用正坐，平放足底或仰卧的姿势，太溪穴位于足内侧，内踝后方与脚跟骨筋腱之间的凹陷处。

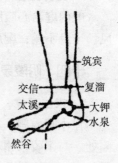

图 5－36

2. 功效与主治

功效：益肾，降火。主治：头痛目眩，咽喉肿痛，牙痛，耳聋，耳鸣，咳嗽，气喘，胸痛咳血，消渴，月经不调，失眠，健忘，遗精，阳痿，小便频数，腰脊痛，下肢厥冷，内踝肿痛等。

3. 处方配伍

配然谷穴主治热病烦心，多汗；配肾俞穴治肾胀；配支沟穴、然谷穴治心痛如锥刺。

十七、解溪

1. 穴位定位

足背踝关节横纹中央凹陷处，当拇长伸肌腱与趾长伸肌腱之间。

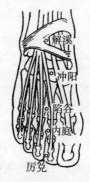

2. 功效与主治

功效：舒筋活络，清胃化痰，镇惊安神。主治：癫痫，精神病，头痛，腓神经麻痹，踝关节周围组织扭伤，胃炎，肠炎，高血压。

图 5－37

3. 处方配伍

配条口、丘墟、太白，有通经活络止痛的作用，治膝股肿痛、脚转筋；配血海、商丘，有和胃降逆的作用，治腹胀；配商丘、丘墟、昆仑、太溪，有舒筋活络的作用，治踝部痛。

十八、昆仑

1. 穴位定位

在外踝后方，当外踝尖与跟腱之间的凹陷处。简易取法：在跟

腱与外踝高点连线的中点处
是穴。

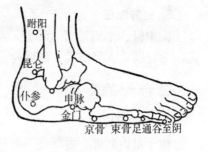

图 5-38

2. 功效与主治

功效：舒筋活络，清头明
目。主治：头痛、项强、目眩、
鼻衄、疟疾、肩背拘急、腰痛、
高血压、脚跟痛、小儿痫证、难
产、眼疾、怕冷症、腹气上逆、
肠结石、下痢等。

3. 处方配伍

配风池、天柱、肩中俞、后溪治项强；配太溪、丘墟、三阴交
治足跟痛。

十九、申脉

1. 穴位定位

位于足外侧部，外踝直下方凹陷中。

2. 功效与主治

功效：醒脑开窍，疏经通络。主治：眩晕、头痛、失眠、嗜睡、
目赤肿痛、眼睑下垂、腰腿痛、项强、足外翻等。

3. 处方配伍

头痛多以太阳头痛为主，配合天柱、风池、后溪、昆仑等；眩
晕加百会、风池、太阳等穴；失眠加照海、神门、内关、百会、安
眠等；治疗嗜睡加百会、四神聪、印堂、足三里等；治疗目赤肿痛
加攒竹、瞳子髎、合谷、照海等；腰腿痛加委中、肾俞、阿是穴等。

二十、水泉

1. 穴位定位

在足内侧，内踝后下方，当太溪直下 1 寸，跟骨结节的内侧凹
陷处。

2. 功效与主治

功效：清热益肾，通经活络。主治：月经不调，痛经，阴挺，
小便不利，目昏眼花，腹痛。

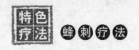

3. 处方配伍

配中极、水道治肾气亏虚；配气海、血海、肾俞、三阴交、气海俞治肾绞痛、肾结石；配肾俞、中极、血海治血尿。

二十一、照海

1. 穴位定位

位于足内侧部，内踝直下方凹陷中。

2. 功效与主治

功效：滋阴补肾，清热利湿。主治：月经不调，痛经，带下，阴挺，阴痒，小便频数，癃闭；咽喉干痛，目赤肿痛，痫证，失眠。

3. 处方配伍

月经不调配合关元、血海、三阴交等；痛经配合关元、地机、三阴交等；目赤肿痛配合攒竹、合谷等；咽喉干痛配合列缺、合谷等；失眠加神门、内关、百会、安眠、申脉等。

二十二、商丘

1. 穴位定位

该穴位于人体的足内踝前下方凹陷中，当舟骨结节与内踝尖连线的中点处。取该穴时宜正坐垂足或仰卧位，在内踝前下方凹陷处，当舟骨结节与内踝高点连线之中点处取穴。

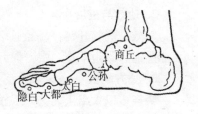

图 5-39

2. 功效与主治

功效：健脾化湿，通调肠胃。主治：胃炎，肠炎，消化不良，便秘，痔疮，黄疸，腓肠肌痉挛，踝关节及周围软组织疾病，小儿惊厥，百日咳，水肿。

3. 处方配伍

腹胀满，配阴陵泉、曲泉、阴谷；喜呕，配幽门、通谷；善太息，配曲鬓；脚痛，配解溪、丘墟；脾虚不便，配三阴交；慢性肠炎，配天枢、阴陵泉；下肢浮肿，配三阴交、阴陵泉、足三里。

二十三、公孙

1. 穴位定位
位于足内侧缘，当第 1 跖骨基底的前下方，赤白肉际处。

2. 功效与主治
功效：理气健脾，通调冲脉，降痰除烦。主治：胃痛、呕吐、腹胀、腹痛、泄泻、痢疾、心痛、胸闷。

3. 处方配伍
胃痛配足三里、中脘等；呕吐配中脘、内关、足三里等；腹泻配天枢、脾俞、气海、肾俞、足三里等穴；痢疾配天枢、合谷、上巨虚、阴陵泉等；腹胀、腹痛配中脘、天枢、足三里等穴；心痛配内关、郄门、膻中等。

二十四、太白

1. 穴位定位
位于足内侧缘，当足大趾本节后下方赤白肉际凹陷处。

2. 功效与主治
功效：健脾理气，活血止痛，和胃化湿。主治：胃痛、腹胀、腹痛、泄泻、痢疾、便秘、体重节痛、脚气。

3. 处方配伍
胃痛配足三里、中脘等；腹泻配天枢、脾俞、气海、肾俞、足三里等；腹胀、腹痛配中脘、天枢、足三里等；便秘配天枢、大肠俞、支沟、照海等。

二十五、大都

1. 穴位定位
在足内侧缘，当足大趾本节（第 1 跖趾关节）前下方赤白肉际凹陷处。

2. 功效与主治
功效：泄热止痛，健脾和中。主治：腹胀，胃痛，呕吐，泄泻，便秘，热病。

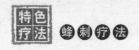

3. 处方配伍

配足三里治腹胀。

二十六、太冲

1. 穴位定位

在足背上，第 1 跖骨间隙后方的凹陷处。

2. 功效与主治

功效：平肝熄风，疏肝解郁，调理气机，健脾化湿。主治：头晕头痛，目赤肿痛，面瘫，耳鸣耳聋，咽喉肿痛，月经不调，崩漏，疝气，遗尿；小儿惊风，中风，原发性高血压，胁痛，下肢痿痹。

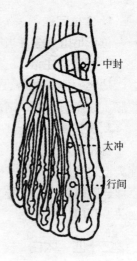

—中封

—太冲

—行间

图 5－40

3. 处方配伍

头痛以厥阴头痛为主，配百会、通天、行间、太溪、涌泉等；头晕配百会、风池、头维、太阳等；面瘫配合谷及面部穴位；耳鸣耳聋配耳门、听宫、听会等；中风配水沟、百会、足三里、行间等；原发性高血压配百会、合谷、三阴交等；胁痛配期门、足三里、阳陵泉、足临泣等。

二十七、行间

1. 穴位定位

位于足背侧，当第1、2趾间，趾蹼缘后方的赤白肉际处。

2. 功效与主治

功效：疏肝理气，调经和血。主治：头痛，目眩，目赤肿痛，青盲；月经过多，痛经，闭经，带下，疝气，小便不利，尿痛；中风，癫痫；胁肋疼痛，急躁易怒，黄疸。

3. 处方配伍

头痛以厥阴头痛为主，配百会、通天、太冲、太溪、涌泉等；中风配水沟、百会、足三里、太冲等；胁痛配期门、足三里、阳陵泉、太冲、足临泣等；月经不调配关元、血海、三阴交等；痛经配关元、地机、三阴交等；目赤肿痛配攒竹、瞳子髎、合谷等。

二十八、仆参

1. 穴位定位

取穴时宜正坐垂足着地或俯卧位，在外踝后下方，昆仑直下，当跟骨凹陷处赤白肉际取穴。

2. 功效与主治

功效：舒筋活络，强壮腰膝。主治：下肢痿痹，足跟痛，癫痫。

3. 处方配伍

配太溪治足跟痛。

二十九、金门

1. 穴位定位

取该穴时宜正坐垂足着地或俯卧位，在申脉前下方，当骰骨外侧凹陷处取穴。

2. 功效与主治

功效：安神开窍，通经活络。主治：头痛，癫痫，小儿惊风，腰痛，下肢痿痹，外踝痛。

3. 处方配伍

配太阳、合谷治头痛；配水沟、印堂、合谷、太冲治小儿急惊风。

三十、足通谷

1. 穴位定位

在足外侧，足小趾本节（第 5 跖趾关节）的前方，赤白肉际处。取穴时，正坐垂足着地或俯卧位，在第 5 跖趾关节前下方凹陷处，赤白肉际处取穴。

2. 功效与主治

功效：清热安神，清头明目。主治：头痛，项强，癫狂，哮喘，精神病，癫痫；鼻衄，颈椎病，慢性胃炎，功能性子宫出血。

3. 处方配伍

配合谷、百会治头痛；配大椎治项强。

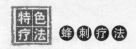

三十一、足临泣

1. 穴位定位

位于足背外侧，当足四趾本节的后方，小趾伸肌腱的外侧凹陷外。

2. 功效与主治

功效：舒肝解郁，理气散结。主治：偏头痛，目赤肿痛，目眩，目涩，乳痈，乳胀，月经不调，胁肋疼痛，足跗肿痛，瘰疬，疟疾。

3. 处方配伍

偏头痛配太阳、风池、角孙、外关等；目赤肿痛配合谷等；月经不调配关元、血海、三阴交、照海等；乳痈加膻中、乳根、梁丘等；胁痛配期门、足三里、阳陵泉、太冲、行间等；疟疾配大椎、中渚、后溪等。

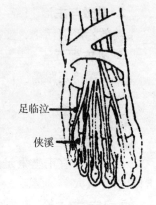

图 5 – 41

三十二、内庭

1. 穴位定位

位于足背上，第2、3趾间，趾蹼缘后方赤白肉际处。

2. 功效与主治

功效：清泻胃热，和胃健脾，清心安神。主治：齿痛，咽喉肿痛，鼻衄，热病；腹痛，腹胀，便秘，痢疾；足背肿痛。

3. 处方配伍

齿痛：配颊车、下关、合谷；咽喉肿痛：配列缺、合谷；鼻衄：配印堂、合谷；腹胀、腹痛：配中脘、天枢、足三里；便秘：配天枢、大肠俞、支沟、照海；痢疾：配天枢、合谷、上巨虚、阴陵泉；足背肿痛：配局部阿是穴。

附 下肢部其他常用穴位表

1. 下肢内侧穴位表

穴名	定位	主治	备注
箕门	在大腿内侧,当血海与冲门连线上,血海上6寸	小便不通,五淋,遗溺,腹股沟肿痛	足太阴脾经
阴包	在大腿内侧,当股骨内上髁上4寸,股内侧肌与缝匠肌之间	腹痛,遗尿,小便不利,月经不调	足厥阴肝经
曲泉	在膝内侧,屈膝,当膝关节内侧面横纹内侧端,股骨内侧髁的后缘,半腱肌、半膜肌止端的前缘凹陷处	腹痛,小便不利,遗精,阴痒,膝痛,月经不调,痛经,带下	足厥阴肝经;合穴
阴谷	在腘窝内侧,屈膝时当半腱肌腱与半膜肌腱之间	阳痿,疝气,月经不调,崩漏,小便难,阴中痛,癫狂,膝股内侧痛	足少阴肾经;合穴
地机	在小腿内侧,当内踝尖与阴陵泉的连线上,阴陵泉下3寸	腹痛,泄泻,小便不利,水肿,月经不调,遗精,腰痛不可俯仰,食欲不振	足太阴脾经;郄穴
中都	在小腿内侧,当足内踝尖上7寸,胫骨内侧面的中央	疝气,崩漏,腹痛,泄泻,恶露不尽	足厥阴肝经;郄穴
漏谷	在小腿内侧,当内踝尖与阴陵泉的连线上,距内踝尖6寸,胫骨内侧缘后方	腹胀,肠鸣,腰膝厥冷,小便不利,遗精,下肢痿痹	足太阴脾经
筑宾	在小腿内侧,当太溪与阴谷的连线上,太溪上5寸,腓肠肌肌腹的内下方	癫狂,痫证,呕吐,疝气,小腿内侧痛	足太阴脾经;阴维脉、郄穴
蠡沟	在小腿内侧,当足内踝尖上5寸,胫骨内侧面的中央	小便不利,遗尿,月经不调,带下,下肢痿痹	足厥阴肝经;络穴
交信	在小腿内侧,当太溪直上2寸,复溜前0.5寸,胫骨内侧缘的后方	月经不调,崩漏,阴挺,泄泻,大便难,睾丸肿痛,五淋,疝气,阴痒,泻痢赤白和膝、股、腘内廉痛	足太阴脾经;阴跷脉;郄穴

主治	备注	代号	定位
复溜	在小腿内侧，太溪直上2寸，跟腱的前方	泄泻，肠鸣，水肿，腹胀，腿肿，足痿，盗汗，身热无汗，腰脊强痛	足太阴脾经；经穴
中封	在足背侧，当足内踝前，商丘与解溪连线之间，胫骨前肌腱的内侧凹陷处	疝气，遗精，小便不利，腹痛，内踝肿痛	足厥阴肝经；经穴
大钟	在足内侧内踝后下方，当跟腱附着部的内侧前方凹陷处	咳血，腰脊强痛，痴呆，嗜卧，月经不调，足跟痛	足少阴肾经；络穴
然谷	在足内侧缘，足舟骨粗隆下方，赤白肉际	月经不调，带下，遗精，小便不利，泄泻，胸胁胀痛，咳血，小儿脐风，口噤不开，黄疸，下肢痿痹，足跗痛	足少阴肾经；荥穴
隐白	在足大趾末节内侧，距趾甲角0.1寸	腹胀，便血，尿血，崩漏，月经过多，癫狂，多梦，惊风，昏厥，胸痛	足太阴脾经；井穴

2. 下肢外侧穴位表

主治	备注	代号	定位
髀关	在大腿前面，当髂前上棘与髌底外侧端的连线上，屈股时，平会阴，居缝匠肌外侧凹陷处	下肢痿痹，腰膝冷痛，腹痛	足阳明胃经
伏兔	大腿前面，当髂前上棘与髌底外侧端的连线上，髌底上6寸	腿痛，下肢不遂，脚气，疝气，腹胀	足阳明胃经
上巨虚	在小腿前外侧，当犊鼻下6寸，距胫骨前缘一横指	腹痛，腹胀，痢疾，便秘，肠痈，中风瘫痪，脚气，下肢痿痹	足阳明胃经；大肠下合穴
条口	在小腿前外侧，当犊鼻下8寸，距胫骨前缘一横指	肩臂不得举，下肢冷痛，脘腹疼痛，跗肿，转筋	足阳明胃经

穴名	定位	主治	备注
外丘	在小腿外侧，当外踝尖上7寸，腓骨前缘，平阳交	颈项强痛，胸胁胀满，下肢痿痹，癫狂	足少阳胆经；郄穴
阳交	在小腿外侧，当外踝尖上7寸，腓骨后缘	胸胁胀满，下肢痿痹，癫狂	足少阳胆经；阳维脉；郄穴
飞扬	在小腿后面，当外踝后昆仑直上7寸，承山外下方1寸处	头痛，目眩，鼻塞，鼻衄，腰背痛，腿软无力，痔疾，癫狂	足太阳膀胱经；络穴
阳辅	在小腿外侧，当外踝尖上4寸，腓骨前缘稍前方	偏头痛，目外眦痛，咽喉痛，瘰疬，胸胁胀痛，脚气，下肢痿痹，半身不遂	足少阳胆经；经穴
跗阳	在小腿后面，外踝后昆仑直上3寸	头重，头痛，腰腿痛，下肢瘫痪，外踝红肿	膀胱经；阳跷脉；郄穴
冲阳	在足背最高处，当足踇长伸肌腱与趾长伸肌腱之间，足背动脉搏动处	胃痛腹胀，口眼歪斜，面肿齿痛，足痿无力，脚背红肿	足少阳胆经；原穴
丘墟	在足外踝的前下方，当趾长伸肌腱的外侧凹陷处	颈项痛，胸胁胀痛，下肢痿痹，疟疾	足少阳胆经；原穴
陷谷	在足背，当第2、第3跖骨结合部前方凹陷处	面目浮肿，肠鸣腹泻，足背肿痛，热病，目赤肿痛	足少阳胆经；输穴
地五会	足背外侧，当足4趾本节（第4跖趾关节）的后方，第4、第5跖骨之间，小趾伸肌腱内侧缘	头痛，目赤，耳鸣，胁痛，乳痈，内伤吐血，足背肿痛	足少阳胆经
大敦	在足大趾末节外侧，距趾甲角0.1寸	疝气，遗尿，月经不调，经闭，崩漏，阴挺，癫痫	足厥阴肝经；井穴
厉兑	在足第2趾末节外侧，距趾甲角0.1寸	面肿，齿痛，口歪，鼻衄，胸腹胀满，热病，多梦，癫狂	足少阳胆经；井穴
足窍阴	在足第4趾末节外侧，距趾甲角0.1寸	头痛，目赤肿痛，耳聋，咽喉肿痛，热病，失眠，胁痛，咳逆，月经不调	足少阳胆经；井穴

穴名	定位	主治	备注
至阴	在足小趾末节外侧，距趾甲角0.1寸	头痛，鼻塞，鼻衄，目痛，胞衣不下，胎位不正，难产	足太阳膀胱经；井穴
侠溪	在足背外侧，当第4、第5趾间，趾蹼缘后方赤白肉际处	头痛，目眩，耳鸣，耳聋，目赤肿痛，热病，胁肋疼痛，乳痈	足少阳胆经；荥穴
束骨	在足外侧，足小趾本节（第5跖趾关节）的后方，赤白肉际处	头痛，项强，癫狂，目眩，腰背痛，下肢后侧痛	足太阳膀胱经；输穴
京骨	在足外侧，第5跖骨粗隆下方，赤白肉际处	头痛，项强，腰腿痛，癫痫，目翳	足太阳膀胱经；原穴

下 篇 临床应用

>>>

类风湿关节炎

类风湿关节炎（RA）是一种以关节病变为主，起伏不定，发病原因迄今尚未完全明了的全身性变态反应的结缔组织疾病。其特点为侵犯多个关节，常以手足小关节起病，多呈对称性。早期可有游走性的关节疼痛和功能障碍，晚期则关节畸形僵硬、功能丧失。有自发性反复发作和缓解的特点。本病多见于温带湿度较大的地区，我国的发病率为3%～8%，大多发病年龄在20～45岁之间，男女比例为1：2～1：4。

本病在中医学属于"痹证"的范畴，又称为"历节风"、"白虎历节"、"骨痹"。《内经》："风寒湿三气杂至，合而为痹也。其风气胜者为行痹；寒气胜者为痛痹；湿气胜者为着痹。"

一、辨证分型

（1）寒邪侵袭：畏寒，关节疼痛较剧烈，或酸胀疼痛，遇寒加重，得温痛减，痛处相对固定，舌苔白或白腻，脉弦紧。

（2）湿邪留滞：肌肤麻木，肢体关节痠痛，重着不移，阴雨风冷天气可促其发作，苔白腻，脉濡缓。

（3）风寒外袭：肢体关节走窜疼痛，此起彼伏，痛无定处。有时兼见寒热，舌黄苔腻，脉浮滑。

（4）邪热壅滞：多有发热，关节红肿热痛，痛不可触，关节活动不利，兼有口渴，舌红苔黄腻，脉滑数。

二、蜂针治疗

（1）选穴：各穴位交替进行治疗。

处方：①根据疼痛部位选取穴位

指关节：四缝、大骨孔、小骨孔、中魁。

掌指关节：八邪、合谷、三间、后溪、中渚。

腕关节：阳池、阳溪、合谷、外关、养老。

肘关节：曲池、曲泽、少海、尺泽、手三里、小海。

肩关节：肩髃、肩髎、肩内俞、臂臑、巨骨。

趾关节：气端、独阴、阿是穴。

　　跖趾关节：八风、太冲、陷谷、足临泣。

　　踝关节：太溪、昆仑、丘墟、解溪、商丘、申脉、照海。

　　膝关节：膝眼、足三里、阴陵泉、阳陵泉、鹤顶、血海、梁丘。

　　髋关节：环跳、居髎、风市、髀关。

　　②辨证配穴：寒湿留滞，关节酸胀疼痛者加风门、气海、关元；湿热内蕴，关节红肿疼痛者加大椎、曲池、身柱；痰瘀交凝，关节畸形疼痛者加膈俞、丰隆、大杼、悬钟。

　　（2）方义：以上各部处方，主要是根据病所的经络循行部位选穴。以疏风散寒化湿清热为目的，使筋脉通畅，气血调和，则痹痛可除。

三、医案

　　（1）蔡某，女，56岁，浙江杭州人。双手关节、双腕关节、双肘关节肿痛反复发作15年，加重3年。患者双手关节、双肘关节畸形，双手指尺侧偏斜，间断应用抗风湿药、非甾体类抗炎药，仍反复发作，来本院就诊。症见：手部肌肉萎缩，双腕关节、双肘关节、双足趾肿痛，右膝关节疼痛，晨僵，遇阴雨天症状加重，双手关节、双肘关节、双足趾畸形，纳可，舌质淡，苔腻，脉弦细。目前服用：柳氮磺胺吡啶0.25g，日3次；甲氨蝶呤7.5mg，每周1次；乐松片60mg，日3次；帕夫林胶囊0.6g，日3次。西医诊断：类风湿关节炎；中医诊断：痹证（寒湿侵袭，痰瘀阻络）。根据RA发病部位（双腕关节、双肘、右膝关节等），以局部取阿是穴为主，配合辨证取穴，加气海、关元、丰隆、悬钟等穴位。

　　二诊：双手肌肉萎缩、双腕关节疼痛稍有好转，仍肿胀，双肘关节、双足趾肿痛，右膝关节疼痛，晨僵，遇阴雨天症状加重，双手关节、双肘关节、双足趾畸形，饮食一般，舌质淡，苔薄腻，脉弦细。治疗上仍继续采用蜂针疗法，逐渐加大蜂针的数量。

　　在此期间共治疗约29周，每周1～2次，均采用活蜂直刺法，以上各部穴位交替使用，目前患者病情稳定，双手肌肉萎缩及双腕、双肘关节、双足趾肿痛明显好转，右膝疼痛缓解，晨僵不明显，双手关节、双肘关节、双足趾畸形，但无明显加重，饮食及二便可，舌淡，苔薄，脉细有力。已停用非甾体类抗炎药，抗风湿药用量减少。

按 类风湿关节炎为一难治性自身免疫性疾病，具有临床表现复杂、反复发作、缠绵难愈、致残率高特点，属于中医学"痹证"的范畴。RA 的病因和发病机制未明，目前尚无根治的方法。此案表明蜂针治疗 RA 主要采用活蜂螫刺法，并强调以局部取阿是穴为主，适当配合辨证取穴，可收到较好疗效。患者初诊时，以阿是穴为主，即取患者最疼痛点进行蜂针治疗。取阿是穴是因为 RA 的主要症状是关节肿痛、晨僵，如能及早地控制疼痛，改善患者的关节功能，对建立治疗的信心非常重要。运用蜂针取阿是穴治疗，一般 1~2 次可明显缓解关节疼痛，改善关节功能，对患者坚定坚持治疗大有裨益。[刘喜德，等. 蜂针疗法治疗关节病举隅. 中华中医药学刊，2010，(8)：1637-1639]

（2）陈某，女，62 岁，医生。类风湿关节炎反复发作 6 年，每日均需服非甾体类抗炎药来止痛。初诊时症见：痛苦面容，双手指关节及双膝关节疼痛，影响睡眠，步行欠佳，时有低热、口干、纳差、消瘦、舌质红、苔薄微黄，脉细略数。查：双手近端指关节均肿胀，尤以第 2、4 指为甚，皮色不变，压痛（＋＋）；双膝关节无明显肿胀，压痛（＋），活动度正常。X 线示：双手及膝关节骨质无疏松，双膝关节骨质轻度退行性变。实验室检查：WBC3.2×10^9/L，ESR45mm/h，RF（＋），ASO（－）。中医诊断：痹证（肝肾阴虚，瘀血内阻）；西医诊断：类风湿关节炎。治拟养阴柔肝、活血化瘀，采用蜂针治疗。取穴：阿是穴、曲池、三阴交、阴陵泉、大椎、肾俞、膏肓、大杼、绝骨等穴位。经 3 个疗程治疗，临床症状消失，实验室检查正常。

按 类风湿性关节炎属于中医学痹证的范畴。多由于气血亏虚，腠理疏松，卫外不固，受风寒湿热之邪所袭，流注于肌肉、骨节、经络之间，导致气血运行不畅而成痹。同时该病缠绵难愈，迁延日久，伤肝损肾，耗及精气，又导致症状的加剧，故历代医家又称此病为顽痹、历节风、白虎历节等。蜂针治疗类风湿，其主要机制包括两方面的作用，即蜂毒及蜂刺作用。所谓蜂毒作用，主要是其生物活性及药理作用，能起抗炎、免疫抑制、镇痛等作用，有提高类风湿关节炎患者机体应激反应能力，保护机体，促进机体的新陈代谢等作用。在进行蜂针治疗中，必须注意的是蜂毒的致敏作用，应与患者讲清楚。因为蜂毒中的透明质酸酶能促进组胺的扩散，导致组织的充血和肿胀，还有其他尚未明了的物质也会使机体致敏。在接受蜂针的人群中，几乎所有人都会出现过敏，只是症状的轻重和时间长短的不同罢了。因此，蜂螫时必须从少至多，循序渐进，慢慢进行脱敏。事实上注意了这些问题，出现严重过敏的患者是极少的。[吴文锋. 蜂针治疗类风湿 33 例临床观察. 实用医学杂志，1995，（5）：338]

四、临床报道

1. 蜂毒注射液治疗类风湿关节炎

用蜂毒注射液合甲氨蝶呤治疗类风湿关节炎 38 例，随机选择门诊及住院的类风湿关节炎（RA）患者，运用蜂毒注射液合甲氨蝶呤治疗。治疗前后分别测定晨僵、疼痛程度、功能障碍程度、C-反应蛋白（CSR）、类风湿因子 RF 滴度等指标，结果发现治疗后各项指标明显改善，近期控制 15 例（占 39.5%）、显效 20 例（占 52.5%）、有效 2 例（占 5.4%）、无效 1 例（占 2.6%），总有效率为 97.4%。治疗期间偶有皮肤瘙痒、胃肠道反应、肝功能异常、白细胞下降等不良反应，经对症处理后明显好转，并能坚持全疗程。作者认为蜂毒注射液合甲氨蝶呤治疗 RA，具有疗效可靠，起效快，作用时间长，安全可靠耐受等优点，临床可推广应用。[应振华. 实用中西医结合杂志，1998，11（1）：27-28]

2. 蜂针治疗类风湿关节炎

用蜂针治疗类风湿关节炎 59 例，根据患病部位，近部或局部取穴：腕关节取阳溪、阳池、阳谷；膝关节取膝眼、阳陵泉、委中。散刺或直刺，每日或隔日 1 次，每次用蜂不超过 20 只，2 个月为一疗程，治疗 116 例患者全部有效。[许洪平. 蜂针疗法配合中药治疗类风湿性关节炎近、远期疗效观察. 蜜蜂杂志，1996（4）：3]

3. 用蜂针治疗类风湿关节炎的临床对照研究

笔者观察 63 例类风湿关节炎患者，随机分为两组，即蜂针治疗组 33 例，消炎痛对照组 30 例。蜂针治疗是用活蜂螫刺，从一只蜂起，逐渐加蜂，每日或隔日 1 次，疗程 3 个月。结果蜂针治疗后有效率为 93.9%，明显高于有效率 70.0% 的消炎痛组，$P<0.05$；蜂针组的 RF 转阴率为 30.3%；消炎痛组为 13.3%。经过蜂针治疗后，诸关节炎症状与体征有所改善，血沉明显下降、血红蛋白有所上升、

晨僵时间缩短、握力左右手均明显增加、20m 行走速度加快，均 P <0.05。血液指标及免疫球蛋白的观察：IgG、IgA、IgM 蜂针治疗前后的变化不明显，但 IgE 蜂针后明显升高，$P < 0.001$。

五、日常保健

（一）营养保健

（1）要多用植物油，少用动物油，动植物脂肪比例以 2:1 为宜。以玉米油、橄榄油、葵花子油为佳。

（2）类风湿关节炎要选用高蛋白、低脂肪、高纤维及容易消化的食物，经过合理的营养搭配及适当的烹调，尽可能提高患者食欲，使患者饮食中的营养及能量能满足机体的需要。

（3）可适量选食富含维生素 E、维生素 C、维生素 A、维生素 B 的蔬菜和水果，如萝卜、豆芽、紫菜、洋葱、海带、木耳、干果（栗子、核桃、杏仁、葵花籽）及草莓、乌梅、香蕉，以及含水杨酸的西红柿、橘柑、黄瓜等。

（二）食疗保健

【辣椒猪肉汤】

瘦猪肉 100g，辣椒根 90g。将瘦猪肉洗净，切块，辣椒根水洗后用纱布包好，封口。再把猪肉、辣椒根、葱段、姜片、花椒一起放入砂锅内，加水适量，先用武火烧沸，改用文火炖煮半小时至肉烂，去辣椒根，吃肉饮汤，每日 1 剂。本方具有温经散寒、祛湿止痛的功能，适用于关节疼痛较剧者。热痹忌服。

【桂浆粥】

肉桂 10g，粳米 50g，红糖适量。将肉桂研成细末，粳米洗净，常法煮粥，待粥将熟时，加入肉桂末、红糖，再煮沸 1~2 次即成。趁热空腹吃下，每日 1 剂，3~5 日为 1 个疗程，有效再服 1~2 个疗程。本方具有温经散寒，暖胃止痛的作用，适用于寒痹。热证及阴虚火旺者禁用。

【独活当归酒】

独活、杜仲、当归、川芎、熟地黄、丹参各 30g，白酒 1000ml。先将上述 6 种药物研细，分别用纱布包好，放入白酒中，加盖密封，放火上煨 24 小时，候冷即可，不拘时饮之。本方具有补肝肾、强筋骨，祛风湿的作用，适用于肝肾亏虚，风湿痹痛者。关节炎早期及热痹者禁服。

（三）生活调养

（1）加强锻炼，增强身体素质。

（2）避免风寒湿邪侵袭。

（3）注意劳逸结合。

六、预后

发病急骤者的病程进展较短促，一次发作后可数月或数年暂无症状，静止一段时间再反复发作。发作呈隐袭者的病程进展缓慢，全程可达数年之久，其间交替的缓解和复发是其特征。从预后来说，只要坚持用蜂针持续治疗，基本能控制病情发展。

强直性脊柱炎

强直性脊柱炎属风湿病范畴，病因尚不明确，是以脊柱病变为主的慢性病，累及骶髂关节，引起脊柱强直和纤维化，造成不同程度的眼、肺、肌肉、骨骼病变，属自身免疫性疾病。常见于 16～30 岁青年人，男性多见。本病起病隐袭，进展缓慢，早期常有下背痛和晨起僵硬，活动后减轻，并可伴有低热、乏力、食欲减退、消瘦等症状。开始时疼痛为间歇性，数月数年后发展为持续性，以后炎性疼痛消失，脊柱由下而上部分或全部强直，出现驼背畸形。女性患者周围关节受侵犯较常见，进展较缓慢，脊柱畸形较轻。

本病属于中医学"骨痹"等范畴。本病多以素体阳气虚、肝肾阴精不足为内因，风寒湿热之邪为外因。

一、辨证分型

（1）湿热痹阻证：主症：腰骶疼痛，脊背疼痛，腰脊活动受限，晨僵，发热，四肢关节红肿热痛，目赤肿痛。次症：口渴或口干不欲饮，肢体困重，大便干，便黄。舌脉：舌红，苔黄或黄厚腻，脉滑数。

（2）寒湿痹阻证：主症：腰骶疼痛，脊背疼痛，腰脊活动受限，晨僵遇寒加重，遇热减轻。次症：四肢冷痛，肢体困重。舌脉：舌淡，苔白或水滑，脉弦滑。

（3）瘀血痹阻证：主症：腰骶疼痛，脊背疼痛，腰脊活动受限，晨僵，疼痛夜重，或刺痛。次症：肌肤干燥少泽。舌脉：舌暗或有瘀斑，脉沉细或涩。

（4）肾阳亏虚证：主症：腰疼痛，脊背疼痛，腰脊活动受限，晨僵，局部冷痛，畏寒喜暖，手足不温，足跟痛。次症：精神不振，面色不华，腰膝酸软，阳痿，遗精。舌脉：舌淡，苔白，脉沉细。

（5）肝肾不足证：主症：腰骶疼痛，脊背疼痛，腰脊活动受限，晨僵，局部酸痛，眩晕耳鸣，腰膝酸软，足跟痛。次症：肌肉瘦削，盗汗，手足心热。舌脉：舌红，苔少或有剥脱，脉沉细或细数。

二、蜂针治疗

治则：活血通经，温阳化湿。

处方：以局部取穴和督脉、膀胱经穴为主。阿是穴、夹脊穴为主，配大椎、腰阳关、肾俞、脾俞、大肠俞、环跳、委中、承山、昆仑。

操作：根据病变部位的不同，分别选用相应的穴位，每次选择6～10个穴位，交替治疗。蜂针直刺，每次留针15～20分钟，隔日1次，10次为1个疗程。可治疗6～8个疗程。

三、医案

（1）李某，女性，34岁，患强直性脊柱炎十余年，于1998年来就诊，就诊时晨僵4小时，持续性疼痛，脊柱活动困难，前屈15°，后伸5°，侧弯30°。X线片示Ⅰ度骶髂关节炎。治疗5个疗程后脊柱活动基本正常，无晨僵，无明显疼痛。治疗6个月后停止治疗，最大蜂量为24只。后生一儿，间隔2年后疼痛有所反复，再次出现晨僵，前来就诊，给予蜂针治疗。但第一次蜂针量达6只时有过敏反应，腹痛，全身风疹、瘙痒。而后每次给予4只蜂针，无不良反应。故维持4只蜂治疗持续一个月后，隔1～2个月巩固治疗1次，至今未见明显疼痛发作。

（2）简某，男性，45岁，患强直性脊柱炎20余年，1990年来就诊，经治疗后疾病基本得以控制，前10年每半个月治疗一次，每次蜂针16针左右，每年例行体检，各脏器均无明显异常。现每1～2年不定期来接受蜂针3～5次，每次7～15只蜂针。

按　①蜂针的机制，主要有三方面：（a）针刺作用：蜂针有类似针刺穴位的作用。（b）活血温热作用：蜂针促进血液循环，似物理疗法，蜂针刺后局部均有不同程度的温度升高。（c）蜂毒的药理作用，这是主要的作用。其可扩张血管，清除病理产物，调节免疫，抑制机体免疫的错误识别，降低对伤害性神经感受器的刺激，减少因病变导致的痛觉传导。②做好患者接受蜂针的心理准备。要使患者能坚持，先要让其对蜂针有所了解，做好心理准备。大多数难以忍受进针后短时间的疼痛，但渡过反应高峰期，已适应者都能维持治疗。③对疼痛、局部僵硬患者效果佳。进针后10分钟左右患者即可感到疼痛减轻，活动范围加大。④坚持长期治疗，可明显控制疾病继续发展，10余年来我们共治疗120余例，坚持持续治疗者疼痛均改善，不影响日常生活。晨僵基本上消除，畸形没有明显继续加重，有效率达90%左右。⑤副作用小。长期治疗患者经临床检查，肝功能、肾功能、心功能、胃黏膜等均未见异常。［李万瑶，等．蜂针治疗强直性脊柱炎的体会．中国蜂业，2007，2：33-34］

四、临床报道

1. 子午流注蜂针治疗强直性脊柱炎疗效观察

将80例强直性脊柱炎患者随机分为两组，治疗组40例用子午流注蜂针治疗，对照组40例用柳氮磺胺吡啶、双氯芬酸钠治疗。两组均以4周为1个疗程，3个疗程后观察疗效，观测患者血沉、C反应蛋白、Bath强直性脊柱炎病情活动性指数、Bath强直性脊柱炎功能指数、全身疼痛和脊柱疼痛likert4级积分、患者和医生的总体评价积分，同时观察药物的不良反应。认为子午流注蜂针治疗强直性脊柱炎疗效与柳氮磺胺吡啶联合双氯芬酸钠相近，但其不良反应较少。［温伟强，黄胜光，等．子午流注蜂针治疗强直性脊柱炎疗效观察．安徽中医学院学报，2011，30（2）：40-41］

2. 蜂针疗法对强直性脊柱炎外周血 TNF-α、IL-1β 的影响

观察蜂针疗法对强直性脊柱炎患者外周血肿瘤坏死因子-α和白细胞介素-1β的影响。方法：86例强直性脊柱炎患者随机分为两组，对照组采用西药治疗，治疗组在西药治疗的基础上加用蜂针治疗，3个月后观察疗效。认为蜂针治疗可通过抑制 TNF-α、IL-1β

等细胞因子而获效。[张金禄，等．蜂针疗法对强直性脊柱炎外周血 TNF-α、IL-1β 的影响．安徽中医学院学报，2011，30（2）：40-41]

五、日常保健

（一）营养保健

（1）辛热食品：能抗风湿祛寒邪，如辣椒、葱、花椒、大料、茴香、大蒜有杀菌、抗病毒等作用，可预防肠道感染和病毒感染。冬季适当服姜汤以温胃散寒。

（2）豆类：大豆、黑豆、黄豆等，含有丰富的植物蛋白和微量元素，有促进肌肉、骨骼、关节、肌腱的代谢，帮助修复病损的作用。可以治疗以湿重为主的风湿骨痛，对身体沉重、关节不利、筋脉拘挛或麻木不仁、关节肿痛而重着不适的风湿病，效果较好。有胃炎者慎用。

（3）果实食品：栗子有补肾强筋健骨的作用，对筋骨、经络、风湿痹痛、腰膝无力极为有益。可生食、熟食，久服必强筋、健骨、补肾。将板栗捣烂敷患处可治筋骨肿痛；新鲜栗叶捣烂外敷，也能减轻肌肉、关节、皮肤的炎症。

（4）增加高蛋白饮食：如鱼、鸡、瘦肉等。因为强直性脊柱炎患者很易消瘦，而且高蛋白饮食容易更好地增强抗病能力。

（二）生活调养

（1）该病易使脊柱变形，或竹节样变，故此要注意体位姿势，维持脊柱最好位置，在不太痛的情况下，适当配合按摩治疗，增加椎旁肌肉力量和增加肺活量。

（2）蜂针治疗本病疗效较好，早期治疗，效果更佳，坚持蜂针治疗，防止变形。

（3）注意保暖，在发作期，勿过度劳累。随着年龄增加，待中年后疾病可趋于稳定。

六、预后

本病是一种慢性、进行性的疾病，经过早期诊断、蜂针治疗，大多数患者预后良好，但如有疼痛就应该持续进行蜂疗，否则病情可恶化变形。也有少数患者一开始比较严重，数年之后发生广泛的各关节损害，导致残疾，无法自理，应予以重视。

风湿性关节炎

风湿性关节炎是风湿热的一种表现，由 A 族乙型溶血性链球菌感染所致的全身变态反应性疾病，病初起时常有呼吸道感染等病史。风湿性关节炎的典型表现是游走性多关节炎，受累关节多为膝、踝、肩、肘、腕等大关节，常见由一个关节转移至另一个关节，病变局部呈现红肿、灼热、剧痛。急性炎症一般于 2~4 周消退，不留后遗症，但关节病变常反复发作。

中医学在"历节风"中归纳了与本病类似的临床症状。汉代张仲景提出热为湿郁、血虚风扰、气血相搏的发病机制。隋代巢元方在《诸病源候论·历节风候》指出："病历节风，与气血相搏交攻，故疼痛。"宋代陈言在《三因极一病证方论·历节论》认为本病是风寒相搏而成。明代张景岳认为"历节风"为行痹之病。

一、辨证分型

（1）行痹：关节走窜疼痛，痛无定处，或在一处作痛，向远处放射，患肢不能伸直，伸则痛麻难忍。有时兼有寒热，苔薄白或淡黄，脉浮弦。

（2）痛痹：肌肉关节疼痛，痛势较剧，痛处有冷感，得热则舒，遇寒加重，常喜按揉以求缓解，苔薄白，脉浮紧。

（3）着痹：肢体关节酸痛沉重，肌肤微肿，不红，痛有定处，阴雨风冷天气每易加重，苔白腻，脉濡。

（4）热痹：四肢关节酸痛，肿大，痛不可近，活动受限，伴有咽痛，发热，多汗而热不退，小便短赤，苔厚腻而黄，脉濡数。

二、蜂针治疗

蜂针治疗风湿性关节炎疗效肯定，其取穴原则有三：一是全身治疗，即根据病因病机，作全身性的治疗，根据病因取穴；二是视病变所在，循经取穴；三是局部治疗，即从关节疼痛的局部及其上下取穴，以病区局部穴位为主，多用阿是穴。

（1）局部取穴

肩部：肩髃、肩髎、臑俞、阿是穴。

肘臂：曲池、合谷、天井、外关、尺泽、阿是穴。

腕部：阳池、外关、阳溪、腕骨、阿是穴。

背脊：水沟、身柱、腰阳关、阿是穴。

髋部：环跳、居髎、悬钟、阿是穴。

股部：秩边、承扶、阴陵泉、阿是穴。

膝部：犊鼻、梁丘、阳陵泉、膝阳关、阿是穴。

踝部：申脉、照海、昆仑、丘墟、阿是穴。

（2）辨证配穴

行痹：风门、膈俞、肝俞。

痛痹：肾俞、关元。

着痹：脾俞、足三里、阳陵泉。

热痹：大椎、曲池。

方义：以上各部处方，主要是根据病所的经络循行部位选穴。以疏风散寒、化湿清热为目的，使筋脉通畅，气血调和，则痹痛可除。

三、临床报道

蜂针螫刺治疗风湿性关节炎 35 例临床观察

蜂针治疗风湿性关节炎，采用近处和远端取穴相配或直接取阿是穴，局部消毒后，将意大利蜂螫针刺入治疗穴位或阿是穴相应皮肤，15～20 钟后取出。先刺阿是穴或邻近穴位 1～2 枚，后每次增加 1～2 只，最多不超过 30 只。视患者情况 3～5 天治疗 1 次，15 次为 1 个疗程，休息 1 周继续治疗。总有效率 94.3%。作者认为蜂毒有改善微循环、促进渗出吸收等多种作用。[任锡峰，刘春芳. 蜂针螫刺治疗风湿性关节炎 35 例临床观察. 中国乡村医药杂志，2002，9（10）：15－16]

四、日常保健

（一）食疗方

【木瓜汤】

木瓜 4 个，白蜜 1kg。或用野木瓜。

做法：将木瓜蒸熟去皮，研烂如泥，白蜜 1kg 炼净。将两物调匀，放入净瓷器内盛之。每日晨起用开水冲调 1~2 匙饮用。

【老桑枝煲鸡】

组成：老桑枝 60g，雌鸡 1 只约 500g。

做法：将老桑枝和鸡加水适量煲汤，用食盐少许调味，喝汤吃肉。

功效：温经散寒，清热除湿。

（二）生活调养

加强锻炼，增强身体素质；避免风寒湿邪侵袭；注意劳逸结合。

五、预后

风湿性关节炎的典型表现是轻度或中度发热，游走性多关节炎，受累关节多为膝踝、肩、肘、腕等大关节，常见由一个关节转移至另一个关节，病变局部呈现红肿、灼热、剧痛，部分患者也有几个关节同时发病，不典型的患者仅有关节疼痛而无其他炎症表现。急性炎症一般于 2~4 周消退，不留后遗症，但关节病变常反复发作。若风湿活动影响心脏则可发生心肌炎甚至遗留心脏瓣膜病变，甚至造成脑栓塞等。蜂针对缓解其关节疼痛效果良好。

腰肌劳损

腰肌劳损是指腰部一侧或两侧或正中等处发生疼痛之症，既是多种疾病的一个症状，又可作为独立的疾病，可见于风湿病、类风湿病、外伤等疾病。主要症状为腰或腰骶部疼痛，反复发作，疼痛可随气候变化或劳累程度而变化，时轻时重，缠绵不愈。

中医学认为腰肌劳损因感受寒湿、湿热、气滞血瘀、肾亏体虚或跌仆外伤所致。其病理变化常表现出以肾虚为本，感受外邪、跌仆闪挫为标的特点。临证首先宜分辨表里虚实寒热。大抵感受外邪所致者，其证多属表、属实，发病骤急，治宜祛邪通络，根据寒湿、湿热不同，分别施治。由肾精亏损所致者，其证多属里、属虚，常见慢性反复发作。

一、辨证分型

（1）寒湿型：腰部冷痛重着，转侧不利，静卧不减，阴雨天加重。舌苔白腻，脉沉。

（2）湿热型：腰痛处伴有热感，热天或雨天疼痛加重，活动后可减轻，尿赤。舌苔黄腻，脉滑数。

（3）肾虚型：腰痛而酸软，喜按喜揉，足膝无力，遇劳更甚，卧则减轻，面色苍白，心烦口干，喜暖怕冷，手足不温，常反复发作。脉沉细或细数。

（4）血瘀型：痛有定处，如锥如刺，俯仰不利，伴有血尿，日轻夜重。

二、蜂针治疗

处方：根据疼痛部位选取穴位。如：阿是穴、肾俞、腰眼、委中、三焦俞、命门、八髎、承山、志室、秩边等，交替用穴。

辨证配穴：寒湿重者可配腰阳关；肾虚者配命门、三阴交；血瘀者配水沟。

方义：以上处方，主要是根据病所的经络循行部位选穴。以活血化瘀，疏通气血为目的，使筋脉舒缓，气血调和，则疼痛能止。

三、医案

（1）李女士，48岁，嗜好打麻将，由于总坐在牌桌旁，以致经脉气血受损，引起气滞血瘀而发生腰痛。选择蜂针疗法，选刺次髎、肾俞、夹脊和阿是穴，每次4针，每天1次，只刺5次后疼痛即消失。

按 八髎穴的共同功能是健腰膝，调下焦。下焦包括肾、大小肠和膀胱等，主泌别清浊，并将代谢的水液及糟粕排泄于外。这种功能主要是指肾与膀胱的泌尿作用，也包含肠道的排便作用。八髎穴的主治病证有腰痛、痛经、月经不调、便秘、阳痿、遗精及大小便不利。近年来，在蜂疗时应用八髎穴治疗腰痛取得令人满意的效果。[廖子俊，朱万云．八髎穴在蜂疗中应用．中国养蜂，2008，（5）：32]

（2）患者，男，22岁，汉族，某高校体育系大四学生，于2006年10月18日就诊。主诉：腰部酸胀痛反复发作1年余，加重半个月。病史：1年前在参加田径比赛时不慎扭伤致腰部疼痛，在某骨伤医院门诊以急性腰扭伤予药物（具体用药不详）、针灸、理疗等综合治疗后基本痊愈，仅在训练或大运动量时仍感腰部不适，但尚能耐受而未予重视。后又因训练发作腰痛 2 次，每次均在其他骨伤医院以药物、针灸、理疗等治疗后基本痊愈，但未彻底治愈，每因训练或阴雨天而腰部胀痛，休息或理疗后缓解。2006 年 5 月下旬某天在学校体育比赛中不慎再次扭伤，致腰部出现剧痛，活动不利，被送至我院急诊外科，予腰椎 CT 扫描未见异常，诊断为"腰肌陈旧性损伤并急性扭伤"。经卧硬板床休息、理疗，头孢哌酮消炎，安络痛胶囊止痛，跌打丸、三七片活血化瘀等治疗 1 周后，症状明显好转而回校。后腰部时有酸胀痛，时轻时重，反复发作。2006 年 10 月 18 日经人介绍来我科求诊。初诊：腰部酸胀痛，活动稍有不利，无其他明显不适。查体：腰部压痛，尤以 L_2、L_3 横突处、竖棘肌、髂骨后明显，肌肉稍紧张，双直腿抬高试验、加强试验、挺腹试验、屈颈试验均阴性，复查腰椎 CT 片未见异常。据此症状、体征与辅助检查，结合病史，诊断为慢性腰肌劳损。予蜂针治疗。先做过敏试验：用镊子轻取蜜蜂一只在患者消毒之左肾俞穴皮肤上螫刺，5 分钟后拔出蜂针，20 分钟后观察左肾俞穴皮肤红肿小于 5cm，询问患者无明显不适。遂再取一只蜜蜂在患者压痛最明显处消毒后的皮肤上螫刺，20 分钟后拔出蜂针，观察半小时患者无明显不适。嘱卧硬板床，治疗期间避免大强度训练和过度运动。以后每日治疗 1 次，每次增加 1～2 只蜜蜂，至第 10 天时患者已用至 16 只蜂，取穴为肾俞、志室、华佗夹脊、次髎、膈俞、委中、阿是穴。治疗 1 个疗程后，患者症状明显好转，并伴有轻微皮肤瘙痒，局部发红发热，但尚可耐受。休息 5 天，又继续治疗 1 疗程，患者诉腰部酸胀全消，活动自如，告愈。嘱继续保养 2 个月，半年后随访未复发。[杨诩翔，等，蜂针治疗慢性腰肌劳损疗效观察．中国针灸，2009，（4）：332－334]

按　蜂针疗法起祛风散寒除湿、活血消肿、通络止痛的作用。王秋波等研究发现，蜂毒中的多肽类物质可能在免疫调节中起作用，可通过刺激垂体－肾上腺系统的功能，使血液循环中的皮质醇激素含量明显而持久地增加，从而间接地影响机体的免疫功能，使腰部软组织因慢性劳损引起的无菌性炎症得到更快更彻底地消除。姚海春等研究也证明，蜂针能增强人体经络气血的畅通，调整内分泌功能，促进关节的新陈代谢。本研究结果也表明蜂针疗法对慢性腰肌劳损的康复具有良好疗效，明显优于传统针灸疗法，为本病的治疗找到了一种经济、高效、安全、方便的治疗方法。

四、日常保健

腰肌劳损是一种慢性肌肉软组织损伤疾病，除了上述治疗，也可以从食疗、锻炼身体等方面预防。

（一）食疗保健

（1）海带 25g，荔枝 15g，小茴香 15g。加水共煮，每日饮服 1 次。

（2）生韭菜（或根）500g。捣汁温服，每次 500ml，每日 2 次。

（3）淡菜 300g。烘干研末，与黑芝麻 150g 炒熟，拌匀，早晚各服一匙。

（4）芝麻 15g，大米 100g。将芝麻用水淘净，轻微炒黄后研成泥状，加大米煮粥。每日 1 剂，供早餐食用。

（二）生活调养

（1）避免寒湿、湿热侵袭。改善阴冷潮湿的生活、工作环境，勿坐卧湿地，勿冒雨涉水，劳作汗出后及时擦拭身体，更换衣服，或饮姜汤水驱散风寒。

（2）注重腰部用力应适当，不可强力举重，不可负重久行，坐、卧、行走保持正确姿势，若需做腰部用力或弯曲的工作时，应定时做松弛腰部肌肉的体操。

（3）注意避免跌、仆、闪、挫。

（4）劳逸适度，节制房事，勿使肾精亏损，肾阳虚败。

（5）体虚者，可适当服用具有补肾作用的食品和药物。

（三）自我保健

腰肌劳损患者可按下列方法进行自我保健以防病治病。

（1）按揉肾俞、腰俞、委中、阿是穴，每穴按揉 2 分钟。

（2）两手半握拳，在腰部两侧凹陷处轻轻叩击，力量要均匀，不可用力过猛，每次叩击 2 分钟。

（3）两腿齐肩宽站立，两手背放在背部，沿腰两侧竖棘肌上下按摩 100 次，以腰部感觉发热为度。

（4）双手叉在腰部，两腿分开与肩同宽，腰部放松，呼吸均匀，做前后左右旋转摇动，开始旋转幅度要小，逐渐加大，一般旋转

80～100 次。

（5）弹拨痛点 10～20 次，然后轻轻揉按 1～2 分钟。

五、预后

本病是因经常反复的积累性轻微损伤，引起肌肉附着点、骨膜、韧带等组织的无菌性炎症，出现充血、水肿、渗出、纤维组织增生和粘连等病理改变，刺激和压迫神经末梢导致腰痛。为减轻病变部位的活动，一些肌肉常呈痉挛状态，持续性的腰肌痉挛又造成软组织的积累性损伤，从而加重组织的病理改变。如果接受正确的治疗，以及充分的休息与配合功能性的锻炼，本病蜂针后的预后较为良好。

膝骨关节炎

膝骨关节炎是关节软组织的变性、破坏及骨质增生为特征的一种慢性关节疾病，又称为增生性膝关节炎、老年性膝关节炎。它的主要改变是关节软骨面的退行性变和继发性的骨质增生。

中医学认为本病属于"痹证"、"骨痹"的范畴，多因肝肾亏损、筋骨失养，夹杂风寒湿痹所致。

中医对于关节炎病因病机的阐述最早见于《内经》，"所谓痹者，各以其时重感于风寒湿者也"。除此之外，《素问·痹论》"所谓饮食居处，为其病本"，认为痹病的产生与饮食和生活环境有关。而在《素问·评热病论》中曰："风雨寒热，不得虚，不能独伤人"，"不与风寒湿气合，故不为痹"。可见古人对于关节炎的发病既看到了其外部因素，同时也意识到了它的内因，概括地说，风、寒、湿、热邪是关节炎发生发展的外部条件，而诸虚内存，正气不足才是其发病的内在原因。

一、辨证分型

（1）肝肾不足、筋脉瘀滞证：主症：关节疼痛，胫软膝酸。次症：活动不利，舌质偏红，苔薄或薄白，脉滑或弦。

（2）脾肾两虚、湿注骨节证：主症：关节疼痛，肿胀积液。次症：活动受限，舌质偏红，或舌胖质淡，苔薄或薄腻，脉滑或弦。

（3）肝肾亏虚、痰瘀交阻证：主症：关节疼痛，肿胀肥厚感，痿弱少力。次症：骨节肥大，活动受限，舌质偏红，或舌胖质淡，苔薄或薄腻，脉滑或弦细。

二、蜂针治疗

处方：根据疼痛部位选取穴位。如：梁丘、血海、膝眼、阿是穴、阳陵泉、阴陵泉、鹤顶、足三里、委中、承山、太溪。各穴交替进行。

方义：消肿止痛、活血化瘀、舒经通络，解除关节僵硬、疼痛、肿胀的症状，恢复膝关节活动。

三、临床报道

有人用蜂针治疗 66 例膝骨性关节炎患者。取用的经穴有梁丘、血海、鹤顶、内外膝眼、足三里、阴陵泉、阳陵泉、委中、阴谷、委阳、曲泉、膝关、膝阳关等穴，交替使用，也常配合使用阿是穴进行蜂针治疗，每日 1 次，或隔日 1 次，10 次为 1 个疗程。蜂针量因人而异，6～10 只蜂左右直刺为宜。口服氨基葡萄糖，每日 3 次，每次 1 粒；膝关节腔注射透明质酸钠，每周 1 次。结果：有效率100%，显效率50%以上。

按 蜂针治疗具有温通经络、活血化瘀、行气止痛的作用。蜂针是针药结合的有效方法，其中主要是通过蜂毒的作用，疏通经络、止痛消肿；蜂针刺激对人体皮部的作用，可以提高机体的反应性及应激能力。蜂针后能够促进局部血液循环及新陈代谢，消除局部的炎性物质，有利于正常组织的再生。[李万山，涂成文，李万瑶．膝骨性关节炎的蜂针治疗．中国蜂业，2007，53（9）：29－30]

四、日常保健

（一）食疗保健

（1）香菇、黑木耳等食品，具有提高人体免疫力的作用，可以缓解局部的红肿热痛等症状。

（2）薏苡仁、豆腐、芹菜、山药、扁豆等食物，具有健脾利湿的功效，可用于缓解肿胀症状。

（3）瘦猪肉 200g，辣椒根 100g，黄豆 100g 共煮汤，调味后服用，每日分2次服．可以缓解剧烈疼痛症状。

（4）金银菊花茶：茶叶5g研末，金银花5g，菊花6g，开水冲泡，每日多次饮用。用于患者关节疼痛、发热、发红者。可配合中药热水外洗。

（二）生活调养

（1）多食含硫的食物，如芦笋、鸡蛋、大蒜、洋葱。因为骨骼、软骨和结缔组织的修补与重建都要以硫为原料，同时硫也有助于钙的吸收。

（2）多食含组氨酸的食物，如稻米、小麦和黑麦。多食用富含胡萝卜素、黄酮类、维生素C和E以及含硫化合物的食物。也可多食含硫食物如大蒜、洋葱及卷心菜。

（3）多食含胶质类的食物，如皮类、蹄筋类等。

（4）保证每天吃一些富含维生素的食物，如亚麻籽、稻米麸、燕麦麸等。

（5）生活要规律，饮食要适度，大便不宜干结。

（三）自我保健

（1）股四头肌力量训练：仰卧位，将膝关节伸直，绷紧大腿前面的肌肉做股四头肌静力性收缩。每次收缩尽量用力并坚持长时间，重复数次以大腿肌肉感觉有酸胀为宜。

（2）抬腿练习：仰卧位，伸直下肢并抬离床约30°，坚持10秒钟后缓慢放下，休息片刻再重复训练，每10～20次为1组，训练至肌肉有酸胀感为止。另外可在踝部绑缚适量的沙袋进行练习，并随力量增强逐渐增加沙袋的重量。

（3）靠墙半蹲练习：靠墙站立，膝、髋关节弯曲不小于90°，作半蹲状，坚持10秒钟后站起，休息片刻再下蹲，每10～20次为1组。

（4）不负重下肢关节主动屈伸：仰卧，一侧下肢伸直，另一侧下肢屈膝屈髋使大腿尽量靠近胸部，然后交替练习另一侧下肢。不要做过多登山运动。

五、预后

本病是以关节软组织的变性、破坏及骨质增生为特征的一种慢性关节疾病，在初期通过使用药物缓解症状或其他的治疗手段缓解膝骨关节炎所带来的不适。蜂针可以缓解膝关节疼痛，控制病情发展，但是如果继续病因存在，关节软组织病变加重，或关节融合者，则须通过手术治疗。

肌筋膜炎

肌筋膜炎又名肌纤维炎、纤维肌痛综合征、肌筋膜疼痛综合征，是指因寒冷、潮湿、慢性劳损而使肌筋膜及肌肉组织发生水肿、渗出及纤维性变，而出现的一系列临床症状。

肌筋膜炎属中医学"痹证"范畴。《素问·五脏生成》云："诸筋者，皆属于节"。《诸病源候论·腰腿疼痛候》云："肾气不足，受风邪之所为也，劳伤则肾虚，肾虚则受于风冷，风冷与正气交争，故腰腿痛。"《素问·厥论》云："太阳厥逆，机关不利者，腰不可以行。"《灵枢·本脏》云："经脉者，所以行气营、调阴阳、濡筋骨、利关节也。"由此可见本病根于肾虚，源于风、寒、湿内侵于经脉，气滞血瘀，不通则痛而发病。

一、辨证分型

（1）寒湿型：腰部冷痛重着，转侧不利，静卧不减，阴雨天加重。舌苔白腻，脉沉。

（2）肾虚型：腰痛而酸软，喜按喜揉，足膝无力，遇劳更甚，卧则减轻，面色苍白，心烦口干，喜暖怕冷，手足不温，常反复发作。脉沉细或细数。

（3）气滞血瘀型：痛有定处，如锥如刺，俯仰不利，日轻夜重。

二、蜂针治疗

处方：取穴以局部取穴为主。

腰部：阿是穴、肾俞、委中。

肩部：阿是穴、肩髃、肩髎、肩贞。

肘部：阿是穴、曲池、小海、天井。

髋部：阿是穴、环跳、秩边、承扶。

辨证配穴：寒湿重者可配腰阳关；肾虚者配命门、三阴交；血瘀者配水沟。

方义：以上处方，主要是根据病所的痛点局部取穴。以活血化瘀，疏通气血为目的，使筋脉舒缓，气血调和，则疼痛能止。

三、临床报道

有人将 60 例肌筋膜疼痛综合征（MPS）患者随机分配到蜂针治疗组和针刺加拔罐加 TDP 对照组，隔日治疗 1 次，以 10 次为一疗程，观察疗效。蜂针组选穴：风池、肩井、天宗、疼痛部位相关节段的夹脊或背俞穴、委中、阿是穴。对照组穴位针刺得气，平补平泻，留针约 30 分钟，用 TDP 照射疼痛部位 30 分钟，以患者局部皮肤温热舒适感为度。出针后用中号玻璃火罐在疼痛部位用闪火法拔罐，留置 10 分钟。两组治疗均隔日 1 次，连续治疗 10 次后统计结果。结果蜂针组总有效率为 93.3%，对照组总有效率为 66.7%，蜂针组总有效率明显高于对照组（$P < 0.05$）。

按 肌筋膜炎多见于中年人和老年人，青年人少见。病因较多，最常发生在损伤之后。肌筋膜疼痛综合征是引起腰背痛和颈肩痛以及关节周围痛的一个常见病。肢体经络为风寒湿热之邪所闭塞，导致气血不通，经络痹阻，引起肌肉、关节、筋骨发生疼痛、酸楚、麻木、重着、灼热、屈伸不利，甚或关节肿大变形。蜂毒中含多种肽、酶、生物胺及其他生物活性物质，具广泛的药理作用，蜂毒能刺激促肾上腺皮质激素的释放，还有箭毒及神经阻滞样作用，从而达到镇痛、消炎、抗菌、调节代谢、增强免疫力的功效。本研究结果表明，蜂针疗法治疗 MPS 总有效率达到 93.3%，高于对照组的 66.7%（$P < 0.05$），提示本法治疗肌筋膜疼痛综合征疗效确切优良，值得临床推广应用。［田宁. 蜂针治疗肌筋膜疼痛综合征疗效观察. 中国民族民间医药，2009，32（12）：8］

四、预防

生活中以预防为主，避免诱因。临床治疗要彻底，防止复发。中医药治疗结合理疗、按摩。要解除病因。注意保暖，局部热敷，防止受凉。急性期注意休息。应严格控制使用皮质激素类药物。

五、预后

一半以上的患者经休息，症状即可得到缓解。热敷、按摩可消散结节，蜂针有良好效果。封闭对疼痛结节也相当有效，但肌肉的锻炼可能还是最重要的。少数症状顽固、久治不愈的患者需要手术治疗。手术效果常良好，但由于常为多发性病变，手术只能解决一处的症状，故仍应严格掌握手术指征。

颈椎病

颈椎病又称颈椎综合征，是颈椎骨关节炎、增生性颈椎炎、颈神经根综合征、颈椎间盘脱出症的总称；是一种以退行性病理改变为基础的疾患。主要由于颈椎长期劳损、骨质增生，或椎间盘脱出、韧带增厚，致使颈椎脊髓、神经根或椎动脉受压，导致一系列功能障碍的临床综合征。

中医根据症状可将其分属"痹证"、"眩晕"、"痿证"等范畴。在病因学上通常认为是外伤、风寒湿邪侵袭、气血不和、经络不通等所致，头晕、目眩、耳鸣则与痰浊、肝风、虚损有关。中医学治疗颈椎病不仅仅着眼于颈肩背臂等局部，而且还有机地联系脏腑、经络、气血等整体进行辨证施治。

一、辨证分型

（1）风寒湿阻、经络受阻：颈部关节疼痛不适，遇风寒则痛甚，得热则痛缓，皮肤不红不肿，触之不热。舌淡苔白或白腻，脉沉弦。

（2）肝肾不足、气血虚弱：病久颈部关节活动障碍日渐加重，且出现颈部关节酸沉感，绵绵而痛，或麻木。舌淡脉弦细或细弱。

（3）痰湿困阻：颈关节疼痛明显，有明显的酸胀感，且可能出现颈部的红肿热痛等症状。舌暗红，苔厚腻而黄，脉沉细。

（4）外伤：有受过外来暴力病史，X 线下可辨别颈关节有移位，或者是其他病理性改变。

二、蜂针治疗

（1）风湿热型

治则：疏风清热，祛湿止痛。

处方：肩井、风池、大椎、曲池、合谷、外关。

方义：足少阳经之肩井、风池，可以通阳解表，疏风活络；大椎为督脉与诸阳经之会，取之疏散外邪以解热；曲池为手阳明合穴，配手阳明原穴合谷及手少阳络穴外关，以散热祛湿，活血化瘀，解肌止痛。

（2）痰湿阻络

治则：祛湿化痰，活血化瘀。

处方：脾俞、中脘、丰隆、三阴交、肩井、风池。

方义：脾俞为脾之俞穴，配胃之募穴中脘，以健脾利湿；丰隆为胃经之络穴，配肝脾肾之交会穴三阴交，以补脾胃，化痰湿；取肩井、风池，达舒筋活络，血行瘀去之目的。

（3）肝肾不足

治则：滋阴潜阳，降逆通瘀。

处方：肾俞、太溪、太冲、风池、大杼。

方义：本证因肝肾不足，取肾之背俞穴配肾之原穴太溪与骨会之大杼，以补肾壮骨，滋阴潜阳；风池为足少阳与阳维脉之交会穴，太冲为肝经原穴，合用平肝潜阳，降逆通瘀。

（4）气血亏虚

治则：补益气血，通经活络。

处方：百劳、风府、脾俞、中脘、气海、足三里。

方义：百劳、风府属局部取穴，能疏调颈部的经气；脾主气血之生化，取脾之背俞穴加胃之募穴中脘以健脾胃，益气养血；足三里为强壮之要穴，配任脉之气海，以培补元气，资气血生化之源，通经活络，濡养肌筋。

三、临床报道

习氏等采用蜂针落枕穴配合推拿牵引治疗 60 例神经根型颈椎病，取得了较好的临床疗效。治疗组采用蜂针落枕穴配合推拿加颈椎牵引的综合疗法。对照组行推拿配合颈椎牵引。推拿加牵引每日 1 次，10 天为 1 个疗程。蜂针落枕穴每 3 天 1 次，3~4 次为 1 个疗程，2 个疗程后比较结果。两组临床疗效比较：治疗组 30 例，治愈 19 例，好转 10 例，未愈 1 例，总有效率 96.7%；对照组 30 例，治愈 12 例，好转 13 例，未愈 5 例，总有效率 83.3%。

按　神经根型颈椎病是颈椎病中发病率较高的一种类型。主要由于颈椎间盘的退变，后方小关节的骨质增生或创伤性关节炎，钩椎关节的骨刺形成，以及相邻的 3 个关节（椎体间关节、钩椎关节及后方小关节）的松动与移位等造成对脊神经根的刺激与压迫，从而引起颈肩背疼痛、麻木、活动受限等一系列症状。蜂针疗法是根据中医针灸经络学原理，运用蜂针穴位自然疗法治疗疾病，蜂针穴位治疗疾病，既有针刺的作用，蜂针穴位瞬间注入蜂毒又有药的作用。现代药理学研究发现，蜂毒含有大量透明质酸钠等活性物质，对颈椎间盘退变后方小关节骨质增生或创伤性关节炎以及相邻三个小关节的松动与移位有明显的治疗作用，蜂针穴位后 3 天之内的持续穴位局部或循经的肿胀热麻又有温通经络、散寒除痹的长久疗效。落枕穴是治疗落枕、颈椎病、肩颈综合征的奇穴，蜂针落枕穴可温经通络、散寒除痹，治疗神经根型颈椎病能达到意想不到的临床效果。蜂针、推拿、牵引表面上看是三种非手术疗法的综合，而实际上蜂针穴位包含针刺、药疗和温灸三种治法，故蜂针、推拿、牵引包含五种非手术综合治疗，各种非手术治疗并非简单叠加，而是各种方法在发挥各自作用的同时，互相补充，共同提高疗效。[习贤宝，等．蜂针落枕穴配合推拿牵引治疗神经根型颈椎病．中国民间疗法，2011，17（4）：25]

四、日常保健

（一）食疗保健

由于颈椎病是椎体增生、骨质退化疏松等引起的，所以颈椎病患者应以富含钙、蛋白质、维生素 B 族、维生素 C 和维生素 E 的饮食为主。其中钙是骨的主要成分，以牛奶、鱼、猪尾骨、黄豆、黑豆等含量为多。蛋白质也是形成韧带、骨骼、肌肉所不可缺少的营养素。维生素 B、维生素 E 则可缓解疼痛，解除疲劳。

另外，如颈椎病属湿热阻滞经络者，应多进食葛根、苦瓜、丝瓜等清热解肌通络的果菜；如属寒湿阻滞经络者，应多进食狗肉、羊肉等温经散寒之食物；如属血虚气滞者，应多进食公鸡、鲤鱼、黑豆等食物。

（二）生活调养

（1）在坐姿上，要尽可能保持自然端坐位，调节桌、椅之间的高度比例，避免头颈部过度后仰或前倾、前屈，使头、颈、肩、胸保持正常生理曲线。

（2）在工作一段时间后，一般在 30 分钟左右，让头颈部向另一方向转动，再进行相反方向转动，转动时宜轻柔、缓慢，在短时间内重复数次，以达到该方向的最大运动范围为佳。

（三）**自我保健**

在自我保健中，自我锻炼是很重要的，但锻炼的动作应和缓，避免颈椎快速活动；要量力而行，适可而止，不要过度锻炼损伤肌肉韧带。且应在专业医生的指导下进行，随意锻炼反而可能造成颈椎损伤。

自我锻炼时可以模仿自然界一些动物的形体活动，如苍龟缩颈、大鹏展翅、白鹅引颈等，使项背部肌肉得到充分的舒缩、伸展，以利于消除项背部肌肉的疲劳。并进行肌肉负荷训练，以增强肌力。具体如下。

（1）苍龟缩颈：如乌龟将头颈缩回躯体一样。双臂下垂，置于体后，同时极度耸肩、扩胸，头颈后仰，下缩，两目直视头顶正上方，使项背部肌肉强力收缩持续 5 秒钟，然后完全放松回位。连续做 30 次为 1 组，每日早晚各做 1 组。

（2）白鹅引颈：如天鹅伸展长颈吞食。在矢状面上以下颏引领头颈，做前伸、后缩的环状活动。连续做 30 次为 1 组，每日早晚各做 1 组。

（3）大鹏展翅：双臂外展，双手十指交叉，掌心扣于头后部，肩臂向前下用力压头、头项部用力后仰，以相对抗。持续 5 ~ 10 秒钟，然后完全放松回位。连续做 30 次为 1 组，每日早晚各做 1 组。

（4）鲤鱼打挺：仰卧床上，以头枕部和臀部为支点，用力将躯干部拱起并离开床面，持续 5 ~ 10 秒钟，如活鱼在地面弓背活蹦跳跃状。连续做 15 次为 1 组，每早晚各做 1 组。

五、预后

从颈椎的解剖和生理学角度上看，颈椎的活动度较大，且活动也较为频繁，主要为前屈、后伸、左右侧屈、左右侧转、旋转及各方向的复合运动。且颈椎病的许多病理改变与神经、血管等有密切关联，增生等退行性改变往往是不可逆的。如果当病理改变影响到椎间孔、横突孔后，由于这些部位本身的解剖特点，可使临床症状十分明显。因此，局部轻微的一点病理改变都有可能导致或加重临床症状，这也是临床上颈椎病易于复发的原因之一。蜂针对此病有一定的疗效，但要坚持一段时间的治疗。

此外，由于不良姿势、体位、咽喉部的反复炎症、劳累、头颈部扭伤等外界因素没有得到合理的处理和治疗，或治疗后改善不彻底，也会导致复发。

肩周炎

肩周炎主要是肩关节软组织退行病变，因长期过度活动，姿势不良或急性挫伤、牵拉伤治疗不当所引起。好发年龄多在 40 岁以上，症状以肩部阵发性或持续性疼痛为主。急性期时疼痛剧烈，夜间加重，活动与休息均可出现，部分患者疼痛可向前臂或颈部放射。肩关节活动受限，以外展、外旋、后伸障碍显著，病情严重者影响日常生活。

中医将本病归入痹证的范畴。称之为"漏肩风"，"肩凝症"，"五十肩"等。其特点是"臂痹者，臂痛连及筋骨，上肢肩肿，举动难支。由血弱而风中之也"。表明本病的发生与风寒湿之邪有一定的关系。

一、辨证分型

（1）风寒湿阻，气滞血瘀：早期单侧或双侧肩部酸痛，甚者向颈、臂部放射，或为弥漫性疼痛，日轻夜重。肩部广泛压痛，外旋、外展、后伸功能受限。舌淡苔白或白腻，脉沉弦。

（2）肝肾虚损，筋脉失养：病久肩关节活动障碍日渐加重，影响日常梳头穿衣等动作，肩部肌肉萎缩，骨质疏松。疼痛稍减轻。舌淡脉弦细或细弱。

二、蜂针治疗

处方：根据疼痛部位选取穴位。肩井、肩髃、肩髎、肩贞、天宗、臑俞、阿是穴等穴位。

辨证配穴：风寒湿阻，气滞血瘀可配肩中俞、肩外俞、曲垣、大椎；肝肾虚损，筋脉失养可配曲池、合谷、外关、腕骨。

方义：主要是根据疾病的疼痛部位及循经途径选穴。以祛风散寒除湿，舒筋活血止痛，调理气血，濡养经筋为主要目的，使肩部所感受的风寒湿邪得以祛散，舒经通络，活血止痛；调理气血，使气血旺盛，经筋得以濡养。

三、医案

（1）宋某，女，50岁。左肩痛、活动受限1年余。查患侧肱二头肌轻度萎缩。有压痛，外展及内、外旋活动受限，提重物及上举不能。曾针灸治疗2个月，效果不佳。经蜂疗1个疗程用蜂75只，疼痛大减，活动度明显增大，再巩固治疗1个疗程痊愈。

（2）李某，男，回民，44岁。右肩周围痛2年余，夜间为甚。查患侧活动度受限。曾用电疗、外贴膏药无效。经蜂疗10次，用蜂43只，病情明显好转。后因故终止治疗。3个月后自述已完全不痛，活动如常。［靖培生．蜂针疗法治疗肩周炎16例．山东中医杂志，1994，13（12）：540］

（3）李某，女，50岁。1995年10月3日来诊，自述右肩关节肿痛二个月，加重10天。严重影响日常生活及劳动。查该患右肩关节处明显肿胀，局部有触痛，肩关节活动受限，上举、外展，内收均困难。诊断为肩关节周围炎，遂取穴右曲池、肩井、天宗予以螫刺治疗。并嘱其尽量活动右臂。隔日来诊，右肩关节肿痛明显减轻。活动范围加大，又重复蜂针治两次。1周后复诊，右肩关节肿痛全消，活动范围正常而获治愈。

按　从上述病例中不难看出，蜂毒具有较强的抗炎、抗病毒、抗风湿、增强人体免疫功能的多种治疗作用。从中医角度看，蜂毒具有祛风散寒，疏通经络，调和气血之功效。据报道，养蜂人中流行性感冒、风湿病的患病率降低，也是一个佐证。［王海涛．临证治疗经验精华．针灸临床杂志，1996，12（6）：88］

四、日常保健

（一）食疗保健
【白芍桃仁粥】

白芍20g，桃仁15g，粳米60g。先将白芍水煎取液，约500ml；再把桃仁去皮尖，捣烂如泥，加水研汁，去渣；用二味汁液同粳米煮为稀粥，即可食用。具有养血化瘀、通络止痛之效。适用于肩周

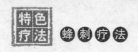

炎晚期瘀血阻络者。

【桑枝鸡汤】

老桑枝 60g，老母鸡 1 只，盐少许。将桑枝切成小段，与鸡共煮至烂熟汤浓即成，加盐调味，饮汤吃肉。具有祛风湿、通经络、补气血之效。适用于肩周炎慢性期而体虚风湿阻络者。

（二）生活调养

肩周炎患者需要对患侧肩部进行保暖，防止肩关节感受风寒湿气。适当地进行肩关节锻炼，加强患侧肩关节的韧带与肌肉的强度。尽量避免使用患侧肢体搬抬重物，防止加重患侧肢体不适。

（三）自我保健

日常可以自行进行肩周炎防治的运动锻炼。

（1）屈肘甩手：患者背部靠墙站立，或仰卧在床上，上臂贴身、屈肘，以肘点作为支点，进行外旋活动。

（2）手指爬墙：患者面对墙壁站立，用患侧手指沿墙缓缓向上爬动，使上肢尽量高举，到最大限度，在墙上作一记号，然后再徐徐向下回原处，反复进行，逐渐增加高度。

（3）体后拉手：患者自然站立，在患侧上肢内旋并向后伸的姿势下，健侧手拉患侧手或腕部，逐步拉向健侧并向上牵拉。

（4）展臂站立：患者上肢自然下垂，双臂伸直，手心向下缓缓外展，向上用力抬起，到最大限度后停 10 分钟，然后回原处，反复进行。

（5）后伸摸棘：患者自然站立，在患侧上肢内旋并向后伸的姿势下，屈肘、屈腕，中指指腹触摸脊柱棘突，由下逐渐向上至最大限度后呆住不动，2 分钟后再缓缓向下回原处，反复进行，逐渐增加高度。

（6）梳头：患者站立或仰卧均可，患侧肘屈曲，前臂向前向上并旋前（掌心向上），尽量用肘部擦额部，即擦汗动作。

（7）头枕双手：患者仰卧位，两手十指交叉，掌心向上，放在头后部（枕部），先使两肘尽量内收，然后再尽量外展。

（8）旋肩：患者站立，患肢自然下垂，肘部伸直，患臂由前向上向后划圈，幅度由小到大，反复数遍。

五、预后

肩周炎初始疼痛症状往往较轻，常因天气变化或劳累而引发，逐渐发展为持续性疼痛，在肩关节内旋、后伸、上举、外展等运动时更为明显，甚至剧痛难忍。在休息时疼痛症状也会加重，严重者夜不能寐。肩关节活动受限一般发生在疼痛症状明显后的 3～4 周，之后关节囊、韧带等软组织粘连、挛缩，导致肩关节明显僵硬。所以如果发现有类似的情况应及时就诊，明确诊断，排除其他因素的可能，仔细检查，以防漏诊，避免延误病情。在没有正确诊断下，错误的治疗，往往导致失去最佳治疗时机。所以只要做到及时明确诊断、及时有效的综合治疗、及时的功能锻炼，做好日常保健，肩周炎一般都是可治愈的。

肱骨外上髁炎

肱骨外上髁炎是一种因急慢性损伤而致的肱骨外上髁周围软组织的无菌性炎症，以肘关节外侧疼痛、旋前功能受限为主要表现，俗称网球肘。可因急性扭伤或拉伤而引起，但多数患者起病缓慢，一般无明显外伤史。本病与职业有着密切的联系，好发于网球运动员、木工、钳工、泥瓦工等。右侧多见。

中医学称之为"臂痹"，可由体虚感邪，或跌扑损伤所致。

一、辨证分型

（1）体虚感邪型：素体虚弱，加之身劳汗出，遇风或衣着湿冷，风寒湿邪浸淫肌表，留滞关节，气血阻滞不通，发为本病。

（2）跌扑损伤型：因跌扑损伤，导致局部气血运行不畅，不通则痛，引起此病。

二、蜂针疗法

局部取穴为主，配以多气多血的手阳明经穴。

处方：阿是穴、肘髎、手三里、曲池、合谷、手五里。

方法：一般前臂放射痛用手三里、合谷，肩臂放射痛用曲池、手五里、阿是穴。

方义：取阿是穴病变周围刺，可以活血化瘀，消肿散结，疏通气血，使筋脉舒缓；阳明经穴可益气活血，舒筋活络。经脉气血运行通畅，筋脉得以濡养，疼痛自然消除。

三、医案

（1）张某，男，55岁，浙江杭州人。双肘关节外侧疼痛反复发作半年，加重1周。患者半年前无明显诱因出现双肘关节外侧疼痛，外用膏药，服用中西药治疗，病情仍反复发作，3个月前进行局部封闭治疗，症状好转，1个月前病情复发，1周前病情加重，来我院就诊。症见：双肘关节外侧疼痛，持重及遇风寒症状加重，双肘关节屈伸不利，饮食及二便可，舌质暗，苔薄腻，脉弦滑。西医诊断：网球肘；中医诊断：痹证（寒湿、瘀血痹阻）。治法：散寒除湿，活血通络。治疗：蜂针疗法（蜂针围刺）。左腕关节阳池穴蜂针试针。二诊：试针后未发现过敏等不良反应。症状如前。采用散寒除湿、活血通络的治法。运用蜂针疗法（蜂针围刺）进行治疗。选取最明显的压痛点为中心，施针点环绕该中心呈圆形放射状排列，使用活蜂尾部的蜂针对准施针点直刺。初次施治时先用一只蜂试针，以后每次增加1~3只蜜蜂，针点间距5~10mm。每周1~2次，10次为1个疗程。三诊：双肘关节外侧疼痛稍有好转，持重及遇风寒症状加重，双肘关节屈伸不利，饮食及二便可，舌质暗，苔薄腻，脉弦滑。在此期间共治疗20次，每周约1~2次，均采用活蜂围刺法。目前患者双肘关节外侧疼痛基本缓解，持重及遇风寒症状不明显，双肘关节屈伸不利明显改善，饮食及二便可，舌质淡红，苔薄，脉弦。

按　网球肘是由于肘关节的长期劳累，反复受到牵拉刺激，引起局部组织撕裂和慢性无菌性炎症所致。由于局部气血不通，经脉瘀阻而出现疼痛。久之可导致血不养筋，表现为肘关节屈伸不利，严重影响日常生活。局部封闭等疗法不佳。运用蜂针疗法（蜂针围刺）治疗时，选取最明显的压痛点为中心，施针点环绕该中心呈圆形放射状排列，使用活蜂尾部的蜂针对准施针点直刺。蜂针围刺法治疗网球肘是一种简、廉、便、有效的方法。蜂毒有明显的消炎止痛、抗风湿作用。可扶阳散寒、温经通络、消肿止痛，并具有抑制血小板的凝集而达到活血化瘀的功能。并且蜂针螫刺后引起的局部反应可使血液循环加速，从而促使原有的炎症消失。采用围刺法使蜂毒集中于病所，疗效更强。[刘喜德，等．蜂针疗法治疗关节病举隅．中华中医药学刊，2010，18（8）：1637－1639]

（2）严某某，女，65岁，右肘外侧疼痛3月余，扫地、拧毛巾、提热水瓶、搬自行车等动作均可致疼痛加剧。检查：右肱骨外上髁部压痛明显，且放射至手腕外侧。诊断为肱骨外上髁炎。患者曾做理疗、痛点封闭等治疗，未有明显好转。经蜂针治疗10次共用蜂20只，疼痛基本消失，手部活动自如，随访至今未复发。

按 肱骨外上髁炎多因长期手工劳累，伸腕肌起点反复受到牵拉刺激，引起部分撕裂和慢性炎症或局部的滑膜增厚、滑囊炎等变化所致。临床上以职业女性多见。中医学认为本病属痹证范围，病机为筋膜劳损、气血虚亏、血不荣筋所致。蜂毒味苦辛、性平，具有祛风、镇痛、强壮等作用，能使人体气血运行，经络通畅，故对各种痛证有良好疗效。在痛点或附近穴位蜂螫刺，蜂毒在病灶周围的浓度高，使蜂毒的抗炎镇痛作用尤显突出。蜂毒的这种作用是持久的、稳定的，它没有应用其他药物，特别是激素类药物作痛点封闭所引起的骨质疏松、肌肉萎缩等不良反应。蜂针疗法简单有效、安全，具有廉、便、验的特点，是一种适合基层卫生单位应用的好疗法。[吕启让．蜂针治疗肱骨外上髁炎6例体会，中国民间疗法，1997，4（1）：6]

四、临床报道

有人运用蜂针围刺法治疗肱骨外上髁炎45例，治愈23例，显效13例，有效6例，无效3例，总有效率93.33%。蜂毒内含有多种生物活性物质，可散寒、通络、止痛、抗炎，并且围刺法有利于集中病所，疗效更好。本法简便、价廉，值得推广。[张金禄．蜂针围刺法治疗网球肘45例．中国民间疗法，2001，（6）：6]

吕氏运用蜂针针刺局部痛点，留针10～20分钟，针刺10次，治疗肱骨外上髁炎6例，4例痊愈，随访半年未复发，2例明显好转。认为蜂针是一种可推广的简便的治疗方法。[吕启让．蜂针治疗肱骨外上髁炎6例体会．中国民间疗法，1997，4（1）：6]

五、日常保健

从事腕力劳动较多的患者，可根据情况改变原有的姿势。肩、

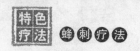

肘、腕部注意保暖、避风寒，少负重。积极进行功能锻炼，如肘关节的屈伸和旋腕的动作，常用的方法有甩鞭法。

六、预后

股骨外上髁炎是一种顽固性疾病，较易复发，蜂针有良好的效果。平时应避免引起疼痛的姿势和活动，避免劳损。

腱鞘炎

腱鞘炎是以手腕部或足背部的腱鞘受到外伤、劳损而逐渐肿胀、疼痛为主的常见疾病。常以受损关节屈伸不利、局部肿胀并向患侧肢体放射为主要症状。因其解剖位置的不同，临床又分为"桡骨茎突部狭窄性腱鞘炎"、"屈指腱鞘狭窄性腱鞘炎"、"先天性拇长屈肌腱鞘炎"等。

本病属于中医学的"筋痹"、"筋凝症"的范畴，多由劳损伤及筋经，气血运行不畅所致。

一、辨证分型

多属气血虚弱型。多由过度劳累，再加风寒湿侵，寒湿凝滞气血，气血受阻，经络不通，瘀滞伤筋。

二、蜂针治疗

治则：疏筋活络、络血止痛。

处方：局部阿是穴。

方义：病变处及周围蜂刺，可以活血化瘀，消肿止痛，疏通气血，使筋脉舒缓，疼痛消散。

三、医案

某患者左手大拇指疼痛，不能屈伸，诊断为腱鞘炎，每次在患处用蜂10只螫刺，3天1次，累计治疗约10次后，患指恢复功能，后1年未复发。[陈克平. 蜂针治愈腱鞘炎. 蜜蜂杂志，2010，30(9)：1]

四、临床报道

禹氏等报道应用蜂刺收治狭窄性腱鞘炎 32 例。治疗方法是蜂刺与按摩隔日交替进行。让患者治疗前做蜂毒过敏试验：在患者外关部位刺，随即拔出，20 分钟局部红肿不超 5cm，全身无过敏反应者即为阴性，可接受蜂针治疗。蜂采用点刺、散刺不留针，取阿是穴或循经取穴。局部用蜂 3~5 只，7 次为 1 疗程。经过 2 个疗程治疗，32 例患者治愈 21 例（65.62%），显效 6 例（18.75%），好转 5 例（15.62%），有效率 100%。20 例随访 1~2 年无 1 例复发。[禹双平，等. 蜂刺加按摩治疗狭窄性腱鞘炎临床观察. 中国疗养医学，1999，8（5）：27]

五、日常保健

注意手指及腕部保暖。避免长时间同一姿势负重。经常活动手指与腕部等腱鞘炎好发的关节，可适当进行自我按摩。

六、预后

腱鞘炎属于一种慢性劳损性疾病，经蜂针治疗效果良好，症状缓解后，有时容易复发。应当注意避免关节的过度使用，应适当活动并注意保暖，必要时可用热水外敷。若配合针刀治疗，可用针刀治疗局部，蜂针调整全身。

腱鞘囊肿

腱鞘囊肿是指发生于关节囊或腱鞘附近的囊肿，以腕关节多见，也可发生于手掌指关节和足趾的背面、腘窝等处。囊肿可与关节腔或腱鞘相通，但也有成封闭状者。好发于成年女性。手腕部腱鞘囊肿占所有病例的 70% 左右。

本病属于中医学的"筋瘤"、"筋结"范畴。中医学认为本病多由外伤筋脉，邪气所居，慢性劳损所致；内因为气血凝滞，经络闭阻，聚集成核。局部瘀滞运化不畅，气血、水液凝聚于骨节经络而成。

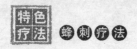

一、辨证分型

寒湿流注：踝、腕等关节附近出现肿结，推之可移动，按之柔韧，伴关节活动不利。舌淡苔白，脉滑而缓。

二、蜂针治疗

治则：祛寒除湿，舒筋散结。

处方：局部阿是穴。

方义：病变周围散刺，可以活血化瘀，消肿散结，疏通气血，使筋脉舒缓，聚结消散。

三、医案

（1）张某，女，38岁，浙江萧山人。左腘窝肿胀不适4个月，加重1个月。患者半年前出现左腘窝肿胀不适，外科诊断为：腱鞘囊肿。手术后伤口愈合良好。术后1个月在刀口下方又起一肿块，约杏核大小，未做任何治疗，1个月前肿块逐渐增大，来本院关节病科就诊。症见：左腘窝肿胀不适，查左腘窝有一隆起包块，约3cm×3cm，质软，无粘连，边界清楚，压痛不明显，纳食及二便可，舌质淡红，苔薄，脉弦。西医诊断：腱鞘囊肿。治法：散寒除湿，通经活络。治疗：蜂针疗法（蜂针散刺）。囊肿周围蜂针试针。二诊：试针后未发现过敏等不良反应。症状如前。采用散寒除湿、活血通络的治法。运用蜂针疗法（蜂针散刺）进行治疗。常规消毒囊肿部位，以囊肿局部取阿是穴为主，围绕囊肿周围散刺数针，取针后加以揉按。三诊：左腘窝肿胀不适稍有减轻，纳食及二便可，舌质淡红，苔薄，脉弦。在此期间共治疗18次，约每周3次，均采用活蜂围法，每次约用蜂针4~8只，治疗期间，左腘窝囊肿逐渐减小，目前患者左腘窝囊肿消失，饮食及二便可，舌质淡红，苔薄，脉弦。

按 腱鞘囊肿是指发生于关节囊和腱鞘附近的囊肿，常发于腕背部、足背部及腘窝等处。主要是水湿停留，再加风寒侵犯，寒湿凝滞气血，聚为囊肿。采用囊肿周围散刺，可以活血化瘀，消肿散结，疏通气血，使筋脉舒缓，聚结消散。取针后加以揉按，以加强活血化瘀、消肿散结的作用。治疗中，应注意严格消毒，防止感染；治疗期间嘱患者减少局部活动和负重，围刺取针后局部加垫，绷带包裹加压，囊肿消失后，继续加压包扎，使囊壁粘合，防止复发。[刘喜德，等．蜂针疗法治疗关节病举隅．中华中医药学刊，2010，(8)：1637－1639]

(2) 单某，女，62岁。双腘窝处肿胀疼痛有隆起，肿块约3 cm×4 cm，按之质较硬如橡皮样，与皮肤无粘连，边界清楚，按之痛胀感明显。直膝时肿块如鸡蛋大，屈膝不利；行走受限。诊断为"筋瘤"（腱鞘囊肿）。蜂刺法同上，取委中、委阳穴交替进行，配合膝眼、阳陵泉、足三里等穴，每次约用针蜂10只，每周针3次。蜂针治疗20天后，肿块变软，45天后，肿块消失，行走自如。

按　蜂针治疗既有蜂刺的针刺作用，又有蜂毒的药理作用。蜂毒中有多种生物活性物质，有明显的消炎、消肿作用，可以调节机体的免疫功能，促进血液循环，并且阻止炎症产物所造成的恶性循环。其效应奇特，往往收到良好的效果。[李万瑶，等．蜂针治疗瘤、瘿类疾病3例．新中医，2000，(1)：43]

四、临床报道

薛氏等运用蜂针、蜂宝热敷袋治疗腱鞘囊肿183例，均临床治愈，经随访12～15年，无1例复发。认为蜂针和蜂宝袋热敷是有效的治疗腱鞘囊肿的方法。[薛国圈，等．蜂针、蜂宝热敷袋治疗腱鞘囊肿183例．现代中西医结合杂志，2011，20：(4)]

五、日常保健

(1) 不要长时间使用电脑，若需要长时间上网，也应每隔一小时休息5～10分钟，休息时勤做室内运动，做柔软操或局部按摩，针对肩颈、上肢、手腕进行拉筋及肌力训练，以增加柔软度及肌力。

(2) 注意局部的保暖，劳累时可进行局部热敷。

(3) 若行腱鞘囊肿手术后，应避免局部剧烈活动1个月。

六、预后

腱鞘囊肿是一种良性肿块，较易复发，应避免频繁使用某一关节过久。蜂针对该病是一种治本的方法，故非1～2次即愈，而应该多次治疗，在调节全身功能的情况下，也治疗局部疾病。

腰椎间盘突出症

腰椎间盘突出症又称为"腰椎间盘纤维环破裂症"，是临床常见的腰腿痛疾病之一。是由于腰椎间盘的退变和损伤，导致脊柱内外力学平衡失调，使椎间盘的髓核自破裂口突出，压迫腰脊神经根而引起腰腿痛的一种病证。好发于 3～50 岁的体力劳动者，男性多于女性。临床以腰 4～5 和腰 5～骶 1 之间突出最多。

中医学对腰椎间盘突出症很早就有论述。《素问》："衡络之脉令人腰痛，不可以俯仰，仰则恐仆，得之举重伤腰"，"肉里之脉令人腰痛，不可以咳，咳则筋缩急。"认为本病多由外伤引起，症状为腰痛合并下肢痛，咳嗽时可加重。

一、辨证

（1）气滞血瘀：有明显外伤史，伤后即感腰部疼痛、不能活动，脊柱侧弯。腰一侧有明显压痛，并向下肢放射，咳嗽疼痛加重。后期可见下肢疼痛麻木，肌肉萎缩，舌暗紫，脉涩。

（2）风寒湿阻：无明显外伤史。腰腿部逐渐出现重着疼痛，转侧不利，渐渐加重；亦有椎旁压痛和放射痛。天气变化疼痛加重，得热则缓解。苔白腻脉沉缓。

（3）肾虚型：素体禀赋不足，肾精亏损，以致腰腿疼痛、酸重无力，缠绵数年，时轻时重。肾阳虚者伴有畏寒肢冷，面色浮白，气喘；肾阴虚者多伴有头晕目眩，耳鸣，面部潮红，口干咽燥，五心烦热。

二、蜂针治疗

治法：疏经活血，益肾健腰。

处方：阿是穴、肾俞、大肠俞、秩边、环跳、承扶、殷门、委阳、阳陵泉。

配穴：腰痛明显者：气海俞、上髎、次髎；股前痛明显者：伏兔、梁丘；小腿部疼痛明显者：飞扬、承山、昆仑。气滞血瘀加血海、膻中、足三里；风寒湿型加风门、风市、阴陵泉；肾阳虚加关元、命门，肾阴虚加太溪、三阴交。

方义：明显压痛部位蜂刺，可以活血化瘀，疏通气血，肾俞、大肠俞补肾健腰；秩边、环跳、承扶、殷门、委中穴均在坐骨神经径路上，可通经活血；阳陵泉为筋会，能使筋脉舒缓，疼痛能止。

三、医案

（1）陈某，安顺市水利局的退休人员，男，73 岁。2003 年 11 月得病，腰椎完全丧失承重能力。手拿三四两的东西都感到重力直接传到腰肌，腰肌有明显的受压感。1 斤左右的重量，就感到重量从肩部自上而下直接由膝关节往下传，并引起腰椎间盘膨出，影响右脚走路。经多种方法医治两年多，没有好转，生活不能自理。2006 年通过病友介绍，用蜂疗医治，并且坚持进行康复锻炼，配合身心整体保养，收到很明显的效果。2006 年 5 月，腰部出现好转迹象，即尝试双手搬动东西的康复锻炼。从 0.5kg 重量开始，逐渐 100g、150g 两的增加，反反复复锻炼。同年 10 月增长到 2kg。到 2007 年 10 月，又增加到 13 斤。2007 年 8 月停止蜂针治疗后，继续坚持锻炼，至 2008 年 7 月可以搬到 9kg，基本上能够承担家务劳动和上街购物。[陈志雄，等. 蜂针疗法治疗腰椎顽疾的体会. 中国民间疗法，2009，17（4）：64]

（2）陈某，男，34 岁，腰椎第三、四节突出，第五节膨出，压迫神经根，腿痛如刀割针刺，走路十分吃力。去医院治疗不见效，做牵引打封闭针也没有好转。采用蜂针疗法，只治了 4 个疗程，疼痛全部消失，走路如正常人。

（3）琚某，女，42 岁，腰痛多年，行走困难。医院诊断为第四、五椎间盘突出。接受蜂针疗法不到 3 个疗程便基本见好，现在坚持巩固治疗。

按　患者只要不是妊娠期和哺乳期妇女，不是心、肝、肾等重要器官有严重疾病的，不是对蜂毒过敏者，都可接受蜂针治疗。腰椎间盘突出症蜂针螫刺的常用穴位有腰阳关、大肠俞、肾俞、腰俞、委中、悬枢、命门、阳陵泉、三阴交、三焦俞、秩边、次髎、环跳、承扶、悬钟等。[廖子俊. 腰椎间盘突出症的临床症状及蜂针疗法. 中国蜂业，2008，（3）：32]

四、临床报道

林氏等报道以蜂针为主治疗腰椎间盘突出症43例，总有效率93%。腰椎间盘突出时，神经根的炎症是引起疼痛的主要原因，因此治疗的关键在于消除神经的炎症水肿。蜂毒中含有 Melittin、多巴胺等物质，有强大的抗炎镇痛作用。蜂针治疗的同时具有针刺、艾灸药物的多重功效，是治疗腰椎间盘突出症的理想方法。[林国华，等．蜂针为主治疗腰椎间盘突出症．中国中医药信息杂志，2001，8（7）]

李氏等运用腰部牵引治疗、患部拔罐后，对43例腰椎间盘突出症患者进行蜂针临床疗效观察，总有效率93%。认为蜂针配合牵引拔罐是治疗腰椎间盘突出症的较好的方法。[李立新，等．蜂针配合牵引拔罐治疗腰椎间盘突出症43例观察．实用中医药杂志，2003，19（6）：308－309]

五、日常保健

平时应注意不要过度劳累，避免弯腰、负重。注意腰部的保暖。用皮腰围保护腰部，睡硬板床。症状好转后可适当进行腰背肌肉功能锻炼（如飞燕点水、倒走、拱桥、扎马步、抱膝滚腰、摇腰等），促进康复。

六、预后

本病的预后与其病情的严重程度有关，如椎间盘是轻度突出，多可经过蜂针治疗回纳，症状好转；如椎间盘已脱出时，蜂针治疗有很好的止痛作用。在止痛的同时，可有消炎消肿的功效。还应该卧床休息，预后良好。

扭伤

扭伤是指肢体关节或躯体的软组织损伤，如肌肉、肌腱、韧带、血管等扭伤，而无骨折、脱臼、皮肉破损的症候。大多发生于关节部位，属于中医学"伤筋"范畴。多由剧烈运动或持重过度、跌扑、牵拉以及过度扭转，使受外力的关节超越正常活动范围而引起关周围软组织损伤，经气运行受阻，气血瘀滞而致局部肿痛，甚至关节活动受限。

中医学认为，扭伤是因为筋脉受损、气血凝滞而致。《诸病源候论》："卒然致损，故气血隔绝，不能周荣……按摩导引，令其血气复也。"

一、辨证

扭伤部位因瘀阻而肿胀疼痛，伤处肌肤出现红肿青紫。新伤局部有微肿，按压疼痛，表示伤势较轻；如红肿较剧，关节屈伸不利，表示伤势较重。陈伤一般肿胀不明显，常因风寒湿邪侵袭而反复发作。损伤部位常发生于颈、肩、肘、腕、腰、髀、膝、踝等处，以腰、踝为多见。

二、蜂针治疗

（1）治法：活血化瘀止痛，以受伤局部取穴为主。

（2）处方：颈部：风池、天柱、大杼、后溪。

肩部：肩髃、肩髎、肩贞、条口。

肘部：曲池、小海、天井。

腕部：阳池、阳溪、阳谷。

腰部：肾俞、腰阳关、委中。

髀部：环跳、秩边、承扶。

膝部：膝眼、梁丘、阳关。

踝部：解溪、昆仑、丘墟。

（3）方义：扭伤取穴，一般根据损伤部位近取法的原则，以达行气活血通络的目的，使受损组织功能恢复正常。

三、医案

（1）杨某，男，18岁，高中生，校篮球队队员。去年"五一"节参加篮球比赛时颈部软组织受损，左侧疼痛麻木，活动发生障碍。用蜂螫刺风池穴和天柱穴，只螫刺两次便恢复正常。

（2）李某，女，45岁，服装店老板。酷爱打牌，不分日夜。由于牌桌较矮，老要低头弯腰，加上很少活动，连吃饭都不离开牌桌半步，使腰部肌肉、筋膜和韧带受到慢性损伤。去年6月腰部开始疼痛，用蜜蜂螫刺，选刺肾俞、腰阳关和阿是穴，每天1次，连刺3次就痊愈了。

按 腰部损伤有两种情况，一是急性腰扭伤，二是慢性腰肌劳损。急性腰扭伤是因突然遭受外力而引起肌肉、韧带、筋膜或脊柱小关节过度牵拉、扭转，甚至撕裂及关节错缝。急性腰扭伤可分为三种：①腰肌及筋膜损伤；②腰部韧带损伤；③椎间小关节损伤。急性腰扭伤如治疗不及时或处理不当，可使症状长期延续，甚至继发关节炎或关节粘连，形成慢性腰痛。慢性腰肌劳损是腰部肌肉、筋膜、韧带和骨关节等组织的慢性损伤。临床表现为腰部酸胀或隐隐作痛，时轻时重，反复发作，劳累后加重，休息后减轻，弯腰活动困难并加剧疼痛，按压锤击局部后可减轻疼痛。有些腰痛可牵涉臀部并向大腿散发；兼有风寒湿邪的疼痛多与气候变化有关，自觉乏力，喜温畏寒，腰痛如折，转侧活动不利。上述两种腰部损伤蜂针疗法的常用穴位有肾俞、命门、志室、次髎、委中、承山、大肠俞、腰阳关和阿是穴。[廖子俊，朱万云. 扭挫伤的临床症状及蜂针疗法. 中国蜂业，2008，(2)：34-35]

四、临床报道

作者曾治踝关节急性扭伤6例，多为运动时扭伤。踝部肿胀，发热，疼痛明显。局部用蜂针点刺，每次2针，配合照神灯，每日或隔日1次。扭伤超过两天者，加局部按摩。一般治疗1次后疼痛减轻，2次后肿胀见消，最多治疗5次，即见痊愈。

五、日常保健

急性损伤后，经检查无骨折、脱位、肌腱断裂者，局部肿胀明显，皮下出血严重者，一般在24~36小时内不宜做推拿治疗，可冰敷或加压包扎。注意局部保暖，避免过度用力。

六、预后

扭伤是常见的一种关节部损伤，伤后注意关节部的保护，蜂针有活血化瘀的作用，具有良好的疗效，积极进行功能恢复训练，一般可以恢复功能。但是恢复后，扭伤发生过的关节部可能会较正常关节更容易再次发生扭伤，因此应注意避免扭伤的动作发生。

脑血管意外后遗症

脑血管意外后遗症是指脑血管意外经治疗度过危险期后，经一定时间治疗仍未获痊愈，遗留半身不遂、语言不利等症状的病证。属中医学"偏瘫"、"偏枯"、"偏废"等病证范畴。

一、辨证分型

(1) 气虚血瘀：半身不遂，肢软无力，患肢浮肿，口眼歪斜，面色无华，苔薄白，舌淡紫，脉细涩无力。

(2) 肝阳上亢：半身不遂，患侧僵硬拘挛，头痛头晕，面赤耳鸣，舌红或绛，苔薄，脉弦。

(3) 风痰阻络：舌强语謇，口眼歪斜，喉间痰鸣，口角流涎，头晕目眩，舌胖苔白厚腻，脉弦滑。

(4) 肾虚精亏：舌暗失语，腰膝痿软，头晕喜卧，心悸气短，半身不遂，记忆力减退，动作迟缓，舌淡苔白，脉沉细。

二、蜂针治疗

治则：通经活络，调和气血。

处方：肩髃、曲池、手三里、合谷、外关、环跳、阳陵泉、足三里、解溪、昆仑。

配穴：口角歪斜：地仓、颊车。语言不利：廉泉、哑门。气虚血瘀配血海、气海、脾俞；肝阳上亢配太冲、行间、太溪；风痰阻络配风府、丰隆；肾虚精亏配肾俞、太溪、悬钟。

方义：地仓、颊车近取以调局部经气，配合谷远取以调本经之经气，使经气畅通，气血调和；并根据上下肢经脉循行路线的不同，分取手、足阳经的穴位，以调和经脉、疏通气血。

三、医案

袁某，女，54 岁，高血压引起脑梗死中风，右手、脚、半身轻度偏瘫，多方求治，到长沙湘雅医院治疗无效而回，头晕脑痛，意识模糊不清，对生活已失去信心。2006 年 10 月 26 日来我蜂疗所就诊。脉细数、脸颧红赤，烦热、舌红、苔少，双手掌发热而紫红色，右手大拇指因神经受伤失去活动能力。第1疗程，内服蜂王浆500g，玉米花粉500g，蜂胶软胶囊60粒，五味子蜂蜜1kg（半个月剂量）。每天早晚1次，第一天用活蜂直螫志室、曲池、百会、合谷、鱼际无过敏现象。第二天加螫少商、通天、足三里、内外膝眼，用蜂10只。第三天加螫手三里、肩周、阿是穴、风池，用蜂10只。第四天蜂螫后晚上有发热感觉，第五天自述头脑清醒不痛了，继续蜂疗，回去后过敏反应厉害，胃肠严重不适，上吐，下泻，皮表高热不退。第六天停止，蜂螫过敏现象持续到第七天表面仍有冷发性荨麻疹。呼吸困难，血压下降，经肌内注射地塞米松，做全身按摩理疗后，慢慢就感觉轻松舒服了。休息3天，第十天又用蜂螫上述穴位。循环使用，每天十只，持续一星期后，休息3天，以后隔10天一次蜂螫。改服葵花粉，以利通经活络，坚持蜂疗一二个月，身体基本恢复健康，停止蜂螫，口服蜂三宝，至今没有间断，现在又可以带动，种地挑担忙个不停。

按 心脑血管疾病已成当今头号杀手，且逐年呈上升趋势，传统的中西医疗法很难根治，蜂疗效果独特，若能早防早治完全可以杜绝中风。（贺吹篾．中医蜂疗防治心脑血管疾病两例临床经验．中国养蜂学会蜂疗保健专业委员会第十一次学术研讨会会刊论文集2007.11）

四、临床报道

李氏用多组穴位交替治疗中风后遗症患者，选二方隔次交替，或根据患者的不同病情分期选择不同的穴位组方，6例患者男（5例，女1例）全是经过中西医久治不愈后，改用蜂针治疗。经两年治疗，5例患者由生活不能自理达到生活部分自理，直至生活完全自理，1例病情较前好转。2例合并糖尿病患者，血糖稳定在7～7.5mmol/L。3例合并高血压患者，血压稳定在17.3～19.3/12.7kPa。[李全良，等．首届全国中医蜂疗临床技术推广暨学术研讨会论文集．63-66]

五、日常保健

（一）**生活保健**

（1）注意心理调摄，保持平和心境，积极乐观，避免悲观失望和烦躁暴怒等不良情绪。

（2）应坚持功能锻炼，越早越好，循序渐进，长期坚持。

（3）在康复过程中，可配合按摩、中药等治疗。

（4）用蜂针疗法治疗该病效果良好，能活血化瘀、止痛消肿。但在脑血管意外的急性期不宜使用蜂针疗法，待病情稳定后，蜂针治疗效果显著。

（5）应注意预防褥疮，保持呼吸道通畅。

（6）食物应荤素搭配，盐、糖应严格控制。平时保持大便通畅。

（二）食疗方

【大枣粳米粥】

以黄芪、生姜各 15g，桂枝、白芍各 10g，加水浓煎取汁，去渣。取粳米 100g，红枣 4 枚加水煨粥。粥成后倒入药汁，调匀即可。每日 1 次。可益气通脉、温经和血，用治中风后遗症。

【三味粟米粥】

取荆芥穗、薄荷叶各 50g，豆豉 150g，水煎取汁，去渣后入粟米（色白者佳）150g，酌加清水共煨粥。每日 1 次，空腹服。适用于中风后言语謇涩、精神昏愦者。

【栗子桂圆粥】

栗子 10 个（去壳用肉），龙眼肉 15g，粳米 50g，白糖少许。先将栗子切成碎块，与米同煮成粥，将熟时放龙眼肉，食用时加白糖少许。可做早餐，或不拘时食用。补肾，强筋，通脉。可辅治中风后遗症。

六、预后

经蜂针积极治疗，能活血化瘀、疏通经络。通过康复训练，大部分患者可以重新站立缓步行走，恢复语言功能，生活部分自理。但也有病情重，护理不当，瘫痪卧床不起者。

肌萎缩侧索硬化症

肌萎缩侧索硬化症是一种运动神经元病，其病变主要侵犯脊髓前角细胞、脑干运动神经核及锥体束，表现为上、下运动神经元同时受损的特征，出现进行性加重的肌肉萎缩、肌无力及锥体束征，

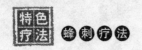

属慢性进行性病变疾病。

中医学根据其临床主要表现为肌无力、肌萎缩等症状而将其归属于"痿证"范畴。痿证系指肢体弛缓，软弱无力，日久不用，引起肌肉萎缩或瘫痪的一种病证。最早见于《黄帝内经》的《素问·痿论》，有"痿躄"、"脉痿"、"筋痿"、"肉痿"、"骨痿"五痿之分，"治痿独取阳明"之说。

一、辨证分型

（1）肺热伤津：发热多汗，热退后突然出现肢体软弱无力，心烦口渴，小便短黄，舌红、苔黄，脉细数。

（2）湿热浸淫：肢体逐渐痿软无力，下肢为重，微肿而麻木不仁，或足胫热感，小便赤涩，舌红、苔黄腻，脉滑数。

（3）脾胃虚弱：肢体痿软无力日久，食少纳呆，腹胀便溏，面浮不华，神疲乏力，舌淡或有齿印、苔腻，脉细无力。

（4）肝肾亏虚：起病缓慢，下肢痿软无力，腰脊酸软，不能久立，或伴眩晕耳鸣，甚至步履全废，腿胫肌肉萎缩严重，舌红、少苔，脉沉细。

二、蜂针治疗

取穴：以相应部位的华佗夹脊穴和督脉穴为主穴。

配穴：肝俞、脾俞、肾俞、大肠俞、风池、天柱、肩髃、曲池、足三里、百会、风府等。

方义：督脉为阳脉之海，总督诸经，既受正经经气濡养，又促使脏腑气血灌注正经，调节正经经气。四肢为诸阳之本，与阳脉之海的督脉密切相关，只有经过督脉调节，脏腑气血才能通过正经濡养四肢；背俞穴是脏腑之气所输注、结聚的部位，最能调节脏腑功能，故可调理脏腑，补益气血；华佗夹脊穴位于督脉之旁，又与膀胱经第一侧线的脏腑背俞穴相通，可调节脏腑阴阳，通行气血。加上蜂针的温经活血，化痰祛湿，排毒之功效，使督脉经络气机得以调整，并通过督脉与脑和脊髓的联系来影响神气而调节气血，促使脏腑气血灌注正经，以濡养肌肉四肢。

三、医案

叶某，46岁，工程师。2005年初发现面部肌肉瞤动，逐渐出现双手鱼际肌萎缩，下肢无力，行走困难，伴乏力，手足冷。曾服补益脾肾和补益阴阳气血的中药治疗2年，肌萎缩迁延至胸大肌和臀大肌，引起呛咳等。2007年5月在我院检查确诊为肌萎缩侧索硬化症。自2007年6月开始采用蜂针法治疗，经治疗1个月后呛咳和面肌颤抖消失，治疗3个月后肌萎缩范围缩小，体重增加7kg，肌力增强。现病情稳定，可以独立进行日常活动。

按 督脉为阳脉之海，总督诸经，既受正经经气濡养，又促使脏腑气血灌注正经，调节正经经气，四肢为诸阳之本，与阳脉之海的督脉密切相关，不经过督脉调节，脏腑气血便不能通过正经荣养四肢。当督脉逐渐阻滞，调节作用便逐步受限，四肢则因气血供应不足逐渐枯萎；督脉痹塞，调节废止，四肢乃至全身肌肉便完全萎缩。当脏腑虚弱，正经气血亏虚，则对督脉供养不足，使督脉精血匮乏，本元内伤。"至虚之处便是容邪之所"，六淫外邪乘虚深入督脉，留着不去，致生湿、痰、瘀、毒，迁延日久，督脉阻滞，诱发该病。因华佗夹脊穴旁通督脉，故针华佗夹脊是疏通督脉的关键，加上蜂针的温经活血，排毒止痛功效，使督脉经络气机得以调整，并通过督脉与脑和脊髓的联系来影响神气而调节气血，促使脏腑气血灌注正经，以濡养肌肉四肢。[孙珺，曹喜俊，等.蜂针治疗肌萎缩侧索硬化症的体会.中国蜂业.2008，9：32-33]

四、日常保健

（一）营养保健

肌萎缩侧索硬化症的饮食重在增加营养，增强体质。

在主食的基础上，要用补益脾肾的八宝粥、龙眼肉粥、山药粥、海参粥和补益精血的肉食。平时要多食豆芽菜、菠菜、白菜、萝卜、西红柿等蔬菜，水果宜多食山楂、大枣、橘柑之类。

有饮酒习惯者，可适量饮用果酒，如葡萄酒、梅酒之类。饮食宜五味得当，不可偏嗜。避免暴饮暴食，尤其是饱餐高糖饮食。

同时还要注意食品可口，易于消化吸收，特别是对一些吞咽困难者，要少食多餐，给予半流质饮食，既有利于吞咽和消化吸收，又可避免流质饮食引起的呛咳。

（二）食疗方

【泥鳅炖豆腐】

材料：活泥鳅 500g，豆腐 250g，食盐少许。

功效：清热利湿，调和脾胃。适用于湿热浸淫，两足痿软无力者。

【猪肚升芪粥】

材料：猪肚 500g，枳壳 50g，升麻 20g，黄芪 30g。

功效：补中益气，升阳健脾。

【枸杞羊肾粥】

材料：鲜枸杞叶 500g，羊肾一对，大米 250g，葱、姜、盐等调料适量。

功效：补益肝肾。适用于肝肾亏虚，精血不足所致痿证兼有腰酸足软者。

【菟丝山药汤圆】

材料：生山药 150g，菟丝子 30g，白糖 150g，糯米粉 250g，胡椒粉少许。

功效：补精益肾，健脾生肌。适用于肾精亏虚之痿证，症见腰膝酸软、肌肉萎缩、全身瘦削者。

（三）生活调养

平时注意调畅情志，保持心情愉快。因肌肉萎缩影响日常活动的患者，应尽早使用保护及辅助器械，防止受伤。并保持适当的活动量，给病变组织以适当的刺激，促使其对营养物质的吸收和利用，尽可能地延缓病情进展，延长生命。

五、预后

本病为进行性疾病，蜂针有一定的疗效。但不同类型的患者其病程有所不同，即使同一类型患者其进展快慢也有差异。肌萎缩侧索硬化症平均病程约为 3 年，进展快的甚至起病后 1 年内即可死亡，进展慢的病程有时可达 10 年以上。成人型脊肌萎缩症一般发展较慢，病程可达 10 年以上。原发性侧索硬化症临床罕见，一般发展较缓慢。本病死亡多因球麻痹、呼吸肌麻痹、合并肺部感染或全身衰竭所致。

多发性肌炎和皮肌炎

多发性肌炎和皮肌炎均为累及横纹肌的特发性炎症性肌病。临床上以对称性近端肌无力为主要表现，病理上以横纹肌肌纤维变性和间质炎症为特点。皮肌炎尚有特征性皮疹，而多发性肌炎只有肌肉受累，而无皮肤损害。多发性肌炎和皮肌炎长累及多脏器，伴发肿瘤和其他结缔组织病。

根据本病临床上以肌肉疼痛，肌力下降，重者全身不能动弹为主要表现的特点，本病属中医学"肌痹"、"痿证"、"皮痹"等的范畴。临床统称"肌痹"。

一、辨证分型

（1）血瘀阻络型：肌肉疼痛如刺如锥，按之加剧，固定不移，舌暗或有瘀点瘀斑，脉涩。

（2）脾虚气弱型：乏力神疲，气短自汗，肌力下降，眼睑虚浮，纳少便溏，脉沉细缓，苔薄白，质胖大或有齿痕。

（3）肾阳虚衰型：头部下垂，难以站立，腰酸腿软，眩晕耳鸣，畏寒肢冷，遗精尿频或带下清稀，脉沉迟，苔薄质淡。

二、蜂针治疗

（1）选穴：处方：局部治疗选穴以阿是穴为主。

手指部：四缝、中魁。

掌指部：八邪、合谷、三间、后溪、中渚。

手腕部：阳池、阳溪、合谷、外关、养老。

肘部：曲池、曲泽、少海、尺泽、手三里、小海。

肩部：肩髃、肩髎、肩内俞、臂臑、巨骨。

足趾部：气端、独阴、阿是穴。

足背部：八风、太冲、陷谷、足临泣。

足踝部：太溪、昆仑、丘墟、解溪、商丘、申脉、照海。

膝部：膝眼、足三里、阴陵泉、阳陵泉、鹤顶、血海、梁丘。

髋部：环跳、居髎、风市、髀关。

（2）辨证配穴：血瘀阻络配合膈俞、血海等穴；脾气虚弱配合

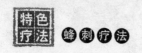

脾俞、胃俞、中脘、气海、足三里等穴；肾阳虚衰配合肾俞、志室、命门、太溪、曲泉。

三、日常保健

（一）营养保健

在饮食上应给予富含丰富蛋白质、维生素的易消化食物，如新鲜蔬菜、水果及肉蛋类，禁辛辣及刺激性食物，以保证营养，增强抵抗力。不吃或少吃芹菜、黄花菜、香菇等增强光敏感或促进免疫功能的食物，应少食海鱼、虾、蟹等易引起过敏的食物，因可能会加重皮疹。本病会累及吞咽功能，出现吞咽困难，尽量给予流质饮食，身体处于半卧位或半坐位，避免进食过快，以防出现吸入性肺炎或窒息。必要时给予留置胃管加强营养。

（二）食疗

可配合药膳疗法进行治疗。药膳疗法通常以补益为主，健脾补肾，可作为饮食的药物有山药、薏苡仁、土茯苓、冬虫夏草、当归、枸杞子、阿胶、灵芝、紫河车等。

（三）生活调养

要保持精神愉快，坚定战胜疾病的信心。急性期应卧床休息，可做关节和肌肉的被动活动，每日2次，以防止组织萎缩，但不鼓励做主动活动。

恢复期可适量轻度活动，但动作不宜过快，幅度不宜过大，根据肌力恢复程度，逐渐增加活动量，功能锻炼应避免过度疲劳，以免血清酶升高。

四、预后

在糖皮质激素、细胞毒药物及包括抗生素在内的其他治疗手段等广泛应用后，本病的预后已得到明显改善。蜂针对此病有一定的疗效。多数多发性肌炎和皮肌炎患者呈慢性经过，2～3年后逐渐趋向恢复，亦可缓解复发交替。提示预后不良的主要因素有：全身性肌无力，有呼吸肌受累、吞咽困难者；肺、心脏等重要脏器受累者；发病年龄大、合并恶性肿瘤者和激素抵抗者。

硬皮病

硬皮病现称系统性硬化症。皮肤的改变是系统性硬化症的标志性症状。但病变程度差别很大，轻者仅有局部皮肤的硬化和钙化，严重者可出现全身广泛性皮肤硬化增厚。典型的皮肤损害依次经历肿胀期、浸润期和萎缩期3个阶段。病变呈对称性，病变多由手指逐渐向近端扩展，病变皮肤与正常皮肤的界限不清。

硬皮病属于中医学"皮痹"、"肌痹"之范畴，其病因主要是由于素体阳气虚弱，津血不足，抗病能力低下，外被风寒诸邪浸淫肌肤，凝结腠理，痹阻不通，导致津液失布，气血耗伤，肌腠失养，脉络瘀阻，出现皮肤硬如皮革，萎缩，汗孔闭塞不通而有出汗障碍，汗毛脱落等症状。皮痹日久不愈，发生内脏病变。

一、辨证分型

（1）风寒湿阻：皮肤肿胀，似蜡状紧张而发硬，皱纹消失、皮温降低。可有瘙痒刺痛、麻木、蚁行感。关节疼痛、活动不利。舌质淡红、苔薄白，脉弦紧。

（2）肺脾两虚：皮肤变硬、干枯，毛发脱落，伴有面色萎黄、倦怠乏力、进食困难、胃脘满闷、腹胀便溏，舌质淡红，苔白，脉濡弱。

二、蜂针治疗

1. 风寒湿阻

治法：调和营卫，祛风除湿，温经散寒。

处方：风池、合谷、命门、肾俞、关元、阴陵泉、足三里。

方义：合谷为手阳明大肠原穴，三阴交为足三阴之会，两穴相配补气和血，温经散寒；命门为督脉要穴，可补肾培元，加肾俞、关元可振奋阳气，以散寒止痛；阴陵泉与足三里相配可健脾除湿，通络止痛。

2. 肺脾两虚

治法：补肺扶脾，培土生金。

处方：肺俞、脾俞、中脘、足三里、阿是穴。

方义：肺俞、脾俞、足三里配合运用达到补肺扶脾之功，阿是穴能调节局部气血，足三里能补脾。

三、医案

李某，女，46 岁，2000 年 8 月 3 日以"双上肢、面部皮肤紧硬、麻木"就诊于我院。缘于 8 个月前劳累后出现双手指、腕、上肢、面部皮肤麻木，自觉双上肢肿胀发凉，紧硬，遂就诊于省中医院，未明确诊断，给予"黄芪、丹参液"静脉点滴，口服维生素 E、腺苷、维生素 B_{12} 及转移因子治疗，量不详，治疗半年后病情未好转，皮肤紧硬程度加重，为求进一步诊治就诊于我院。入院时双手指、腕、上肢、颈、背部、面部皮肤紧硬，皮肤粗糙，弹性差，自述有束缚感，双上肢遇冷疼痛，双手指端呈铲状指，指端皮温低，双手指雷诺现象明显，双腕关节活动度下降，下垂呈 130°，入院后结合其临床表现及活检结果诊断为系统性硬皮病，给予口服蜂王浆 30g/次，2 次/日，蜂花粉 15g/日，2 次/日，均为早晚饭前半小时空腹服用。蜡疗一个部位，1 次/日。蜂针皮试阴性后，逐日递增蜂针数，最多不超过 15 只蜂。根据病变部位不同选用直刺、散刺、点刺，每日 1 次。治疗 12 天时，病变部位皮肤弹性增加，束缚感较前减轻，双腕关节活动度增大，双上肢遇冷疼痛症状消失。治疗两个疗程后，患者自觉症状明显好转，束缚感消失，雷诺现象消失，又连续治疗 2 个疗程，病变部位皮肤弹性基本恢复正常，双腕关节活动度恢复正常，临床治愈，随访两年未复发。

按 蜂针配合蜡疗、中药综合治疗。运用活蜂针，循行经络和辨证取穴配合硬皮区散刺。蜂针给予经络穴位以机械刺激，同时自动注入皮内适量具有药理作用的蜂针液，局部继发潮红、充血、兼具温灸效应。蜂针液具有温经散寒、消炎止痛、活血化瘀等作用。螫刺病变部位可出现皮肤潮红、发热、浸润等反应。这些反应可扩张微小动静脉血管，激活神经－体液系统，促进血液循环、改善微循环。配合蜂王浆、蜂花粉内服，起到培元固本，扶正祛邪的作用。辅以中药口服，如牛膝、当归、熟地、仙灵脾、鹿角胶等十几味中药制成合剂，具有温煦肾阳、培元固本、补气补血、祛腐生肌之效。另外中药蜡疗，运用加热后的蜂蜡药液热敷病变部位，通过透皮技术，中药中的有效成分渗入病变皮肤深层，起到软坚散结、活血化瘀、生肌之功效。对于指趾端溃烂患者，配合扶平液外治，通过祛腐生肌，促进伤口愈合。合并有脏器功能受损，病情较重的患者配合中药输液治疗，改善血液循环，修复受损的细胞。通过以上综合治疗能够改善末梢微循环，提高机体细胞免疫功能，控制和改善已出现的内脏并发症，降低死亡率，优于一般的常规中西医治疗和单一的蜂疗，远期疗效好，治愈后不易复发，值得临床推广应用。［夏海丽. 蜂疗配合中药、蜡疗治疗硬皮病 36 例临床观察. 首届全国中医蜂疗临床技术推广暨学术研讨会论文集. 22－23］

四、日常保健

（一）生活保健

（1）精神：因患者有明显的雷诺现象，应避免精神紧张和过度疲劳，注意劳逸结合；注意保暖，避免寒冷刺激。

（2）饮食：增加营养，进高蛋白、高能量饮食；食管是常见的受累部位，患者进食时要细嚼慢咽，忌用冷饮冷食，避免辛辣过烫的食物，应少食多餐，以细软易消化的食物为宜，进食后不要立即平卧，以免食物反流。

（3）忌口：不要饮酒，禁忌吸烟，避免使用麦角碱和肾上腺素等药物，避免手外伤等诱发或加重血管收缩的因素。

（4）感染源：控制感染，处理慢性病灶，应经常使用凡士林、抗生素软膏、尿素脂等避免或减轻皮肤干燥硬化及指（趾）溃疡。

（二）食疗保健

（1）硬皮病严重者，可适当进食咸味食物，如海带、紫菜、牡蛎、盐等，中医学认为咸味食品有软坚散结的作用，可以促进皮肤软化。

（2）皮肤肿胀明显者，可适当多进食山药、薏苡仁、白扁豆、小麦、冬瓜、白茅根等具有健脾化湿、利水作用的食品。

（3）百合具有润肺止咳、清心安神功效，现代药理研究证明，其有抑制胶原纤维硬化增生作用，所有硬皮病患者均可服用。

（4）温性食物有温中、补虚、驱寒的作用，主要有羊肉、狗肉、鸡肉、鸽子、麻雀、羊奶、酒、辣椒、姜、胡椒、葱、蒜、韭菜、红糖、核桃等。

（5）寒凉性食物有清热、泻火、解毒、滋阴的作用，主要有黄瓜、西瓜、苦瓜、丝瓜、冬瓜、雪梨、绿豆、豆腐、豆浆、豆豉、白菜、莲藕、甲鱼、银耳、牡蛎、绿茶等。

五、预后

早期诊断和早期治疗，对阻止硬皮病的进展，可以获得良好效果。坚持长期、系统的治疗，预后还是比较好的。本病的自然病程和预后与每个患者的具体发病以及累及的脏器有关，正确合理的治疗可改善预后。局限型硬皮病患者的内脏损害发生晚，病情轻，预后较好。弥漫型硬皮病患者内脏损害发生早，往往累及重要脏器如心、肺、肾等，病情进展快，继发肺部感染、心功能衰竭、肾功能衰竭是最常见的死亡原因。蜂针配合蜡疗效果较好。凡是长期、合理治疗的患者，病情控制都较理想，预后较好。

头痛

头痛是指以头部疼痛为主要症状的一种病证，见于多种急慢性疾病中。它可发生于全头、或一侧、或双侧、或前额、或后头、或巅顶，是一种临床常见的自觉症状。

中医学认为，头为身之巅，最易受风邪侵袭，其余六淫之邪都易借助风邪而上犯于头。风寒外袭，痰湿内阻，肝阳上亢、气血虚弱、肾阴亏虚等，均可引起头痛。

一、辨证分型

（1）外感头痛：发病一般较急，疼痛较剧，时间较短，多为实证。感受风寒者，头痛兼有项背不适，怕风恶寒，口不渴或喜热饮，若为风热，则头痛较剧，身热畏风，面赤，口干喜饮，苔薄黄，脉浮数；外感风湿者，头痛如裹，肢体倦怠，纳呆便溏，苔白腻，脉濡。

（2）肝阳头痛：头痛且眩，烦躁易怒，面红目赤，口干苦，或兼胸胁不适，舌质红，苔黄，脉弦。常于精神紧张或恼怒时而发或加重。

（3）气血虚头痛：头痛且晕，痛势绵绵，劳累后加重，神疲乏力，少气懒言，自觉心悸，面色少华，唇淡红，舌质淡，脉细弱。

（4）肾虚头痛：头痛且空，多兼有眩晕，腰膝酸软，遗精，带下，舌苔薄白，脉沉细。

（5）瘀血头痛：头痛日久，痛处固定不移，多为刺痛、裂痛，多有头部外伤史，舌有瘀斑，脉涩。

二、蜂针治疗

（1）外感头痛

治法：疏散外邪，通络止痛。

处方：风池、头维、通天、太阳、合谷。

方义：风性轻扬，容易上犯清窍，而致头痛，故取风池，配以合谷疏风解表，通天、头维穴又可疏散太阳、阳明经之外邪。太阳为经外奇穴，有疏解头风，清脑止痛之功，为治头痛之要穴。

操作要点：太阳穴用散刺。

（2）肝阳头痛

治法：平肝潜阳，熄风明目。

处方：悬颅、颔厌、风池、太冲、太溪。

方义：本方取颔厌、悬颅、风池以清少阳邪热。再以太冲平降亢逆之风阳，太溪滋补肾阴，育阴潜阳，而取降逆止痛之效。

（3）气血虚头痛

治法：益气升清，滋阴养血。

处方：上星、百会、血海、足三里、脾俞、肾俞。

方义：督脉循脊入脑。本方取上星、百会调和督脉，和血止痛。足三里、血海、脾俞三穴能健脾益胃，补气养血。配以肾俞以填精充髓，使气血充盛，髓海充盈而头痛自止。

（4）肾虚头痛

治法：补肾填精。

处方：四神聪、肾俞、脾俞、章门、太溪、关元。

方义：本方以四神聪疏通局部之经气，使通则不痛，再以肾俞、太溪补肾益精，配以脾俞、章门健脾益胃，补养气血生化之源，以关元培本固元；头窍得养而痛止。

（5）瘀血头痛

治法：活血化瘀，行气定痛。

处方：阿是穴、合谷、三阴交、膈俞。

方义：本方取阿是穴是以痛为输，旨在局部止痛，祛瘀活血；配以合谷、三阴交行气活血，气行血畅而头痛止；膈俞为八会穴之一的血会，故善通血调血，化瘀止痛。

三、医案

（1）田某，女，33岁，辽宁兴城市人。1998年5月21日初诊。自述头痛病复发2天，发作次数每日约6～7次，头痛剧烈时恶心、呕吐、不自觉流泪，左右侧交替头痛，呈钻痛性质，发作后神疲思睡，整日昏昏沉沉，睡眠后稍轻。诊时正值月经期。经诊症见：患者面色苍白，畏光，体温正常。就诊时头颅空痛，摇晃则重，伴有耳鸣、舌红、脉细。予以蜂针疗法。选穴：风池、百会、肾俞、太溪、耳尖上5分处。配合药物及水针治疗。患者经治两日后，自觉症状减轻。一疗程后，症状基本消失。[田庆坤. 蜂针行法治行血管性头痛病例. 养蜂科技，2005，（6）：35]

（2）陈某，女，39岁，农民。1993年6月8日就诊。6年前冬天因感受风寒而致头痛，经多方治疗，头痛时作时止，缠绵至今未愈。近半月来头痛逐渐加重，痛时前额剧痛如裂，头重如磨压，遇风寒头痛加剧。经蜂针过敏试验阴性后，取双侧风池穴，各用蜂针1只，留针10分钟，20分钟后自觉头痛顿减，治疗隔日1次，3次后共用蜂针6只，顽疾若失，随访至今未发。

按　蜂毒经临床应用表明，其治病的范围广、疗效好，取材方便，是一种不可多得的纯天然药物。[滕书元，等. 蜂针治疗头痛25例. 黑龙江中医药，1999，41（2）：18]

四、临床报道

余氏用蜂针疗法治疗顽固性头痛205例，主穴取翳风、太阳、率谷、头维、丝竹空等穴，配穴取合谷、风池、列缺等穴。采用循经散刺与穴位直刺相结合，同时根据患者的病情采用不同的针法。治疗结果：205例患者中治愈168例，占82%；有效27例，占13.1%；无效10例，占4.8%；总有效率为95.1%。作者认为，采用蜂针疗法治疗顽固性头痛，大多数患者都取得较为满意的疗效，这可能与蜂针螫刺时，刺入的蜂毒具有镇痛、扩张脑部血管等功能有关，值得进一步观察、探索和验证。[余林生. 蜂针

疗法治疗顽固性头痛205例临床观察.中国养蜂，1995，（6）：28-29]

用蜂针疗法和蜂毒注射，治疗血管性神经性头痛70例，总有效率为98%，临床治愈率为70%。并指出，蜂毒疗法不仅对血管神经性头痛有特效，对三叉神经痛、带状疱疹后遗症疼痛等症也有疗效。[丁志贤.蜂针疗法治疗血管神经性头痛.蜜蜂杂志，1996，（3）：6]

王氏等观察36例顽固性头痛患者，均为门诊及住院患者，其中男21例，女15例；年龄最小34岁，最大81岁；病程最短2年，最长22年。患者均为经中医和西医的多种方法治疗，久治效果不明显者（排除颅内占位性病变患者）。对36例患者行穴位注射蜂毒注射液。结果：治愈（疼痛消失，1年内无复发）20例，显效（疼痛减轻，偶有轻微发作）14例，无效（临床症状未见改善）2例，有效率达94.4%。[王天生，等.穴位注射蜂毒注射液治疗顽固性头痛36例.中国针灸，2001，21（1）：50]

五、日常保健

（一）营养保健

外感头痛者饮食宜清淡，慎用补虚之品。宜食有助于疏风散邪的食物，如姜、豆豉、芹菜、菊花等。风热头痛者宜多吃绿豆、白菜、萝卜、芹菜、莲藕、百合、生梨等具有清热作用的食物。

内伤头痛虚证者以补虚为主，同时应辨明具体病因和兼症等不同情况，选用性味适当的食疗方剂，配合富于营养的食物，如山药、龙眼、木耳、胡桃、莲子等；肝肾亏虚及气血不足者，宜食大枣、黑豆、荔枝、龙眼肉等滋补肝肾，补益气血的食物。内伤头痛的实证，宜食有健脾除湿或活血化瘀作用的食物，如山药、薏苡仁、橘子、山楂、红糖等。

（二）食疗方

【竹笋粥】

配方：熟冬笋100g，猪肉末50g，粳米100g，麻油25g。

制法：先将熟冬笋切成丝，锅内放麻油烧热，下入猪肉末煸炒片刻，加入冬笋丝、葱姜末、盐、味精，翻炒入味，装碗备用。粳米加水用文火熬粥，粥将成，把碗中的备料倒入，稍煮片刻

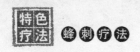

即成。

功效：化痰祛湿。

用法：每日2次，早晚空腹服食。

【天麻陈皮炖猪脑】

配方：天麻10g，陈皮10g，猪脑1个。

制法：将猪脑、天麻、陈皮洗净，置瓦盅内，加清水适量，隔水炖熟食用。

功效：化痰降浊，平肝熄风。

用法：佐餐食用。

（三）**生活调养**

平时生活应有规律，起居有时，避免精神刺激，注意休息。头痛剧烈者，当卧床休息，且及时前往医院就医。居住环境宜安静且室内光线柔和。保持心情愉快。定期锻炼。禁烟，禁酒，禁喝浓茶。

六、预后

外感头痛一般起病较急、病程较短，经蜂针治疗后，头痛多迅速好转、消失；若头痛进行性加重，伴颈项强直，呕吐频繁，甚至神昏、抽搐者，病情危重、凶险，应立即送医院治疗。内伤头痛一般起病缓慢，病程较长，常反复发作，大多数经治疗后，病情可逐渐好转，乃至痊愈；若头痛呈进行性加重，或伴颈项强直，或伴视力障碍，鼻衄耳鸣，或口舌歪斜，一侧肢体不遂者，病情凶险，预后不良；若头痛伴眩晕，肢体麻痹者，当注意是否中风先兆，以防发生中风。

牙痛

牙痛，是指牙齿因各种原因引起的疼痛而言，为口腔疾患中常见的症状之一，可见于西医学的龋齿、牙髓炎、根尖周围炎和牙本质过敏等。

遇冷、热、酸、甜等刺激时牙痛发作或加重，属中医学"牙宣"、"骨槽风"范畴。

一、辨证分型

主症：牙齿疼痛。

牙痛剧烈，兼有口臭、口渴、便秘、脉洪等症，为阳明火邪；痛甚而龈肿，兼形寒身热，脉浮数等症者，为风火牙痛；隐隐作痛，时作时止，口不臭，脉细或齿浮动者，属肾虚牙痛。

二、蜂针治疗

治法：祛风泻火，通络止痛。以手足阳明经穴为主。

主穴：合谷、颊车、下关。

配穴：风火牙痛者，加外关、风池；胃火牙痛者，加内庭、二间；阴虚牙痛者，加太溪、行间。

方义：合谷为远道取穴，可疏通阳明经络，并兼有祛风作用，可通络止痛，为治疗牙痛之要穴。颊车、下关为近部选穴，疏通足阳明经气血。

三、日常保健

（一）食疗药膳

【生地骨碎补猪肾汤】

生地30g，骨碎补15g，猪肾1个，加适量盐煎汤，吃猪肾饮汤，每日2次。

【生地玄参鸭蛋汤】

生地30g，玄参20g，鸭蛋二枚，冰糖20g。用清水二碗浸泡生地、玄参30分钟，将鸭蛋洗净后与生地、玄参共煮，蛋熟后去壳，再放入生地玄参汤内煮片刻，服时加冰糖调味，吃蛋饮汤。

【两冬粥】

麦冬50g，天冬50g，大米100g。将麦冬、天冬洗净切碎，同大米加水适量煮粥，每日1次。

（二）生活调理

（1）注意口腔卫生，养成"早晚刷牙，饭后漱口"的良好习惯。

（2）发现蛀牙，及时治疗。

（3）睡前不宜吃糖、饼干等淀粉之类的食物。

（4）宜多吃清胃火及清肝火的食物，如南瓜、西瓜、荸荠、芹菜、萝卜等。

（5）忌酒及热性动火食品。

（6）脾气急躁，容易动怒会诱发牙痛，故宜心胸豁达，情绪宁静。

（7）保持大便通畅。

（8）勿吃过硬食物，少吃过酸、过冷、过热食物。

四、预后

要预防牙痛，一要有效防止蛀牙，二要防止牙龈萎缩和保证龈下清洁。蜂针效果良好。

三叉神经痛

"三叉神经痛"有时也被称为"脸痛"。是一种发生在面部三叉神经分布区内反复发作的阵发性剧烈神经痛，三叉神经痛是神经外科、神经内科常见病之一。多数三叉神经痛于40岁起病，多发生于中老年人，女性尤多，其发病右侧多于左侧。该病的特点是：在头面部三叉神经分布区域内，发病骤发骤停、闪电样、刀割样、烧灼样、顽固性、难以忍受的剧烈性疼痛。

三叉神经痛属中医学"头痛"、"偏头痛"、"面痛"等范畴，古医书中有"首风"、"脑风"、"头风"等名称记载，如《素问·风论》："首风之状，头面多汗恶风，当先风一日则病甚。"

一、辨证分型

（1）风寒证：兼见面部有感受风寒史，遇寒则重，得热则轻，鼻流清涕，苔白，脉浮者，为风寒证。

（2）风热证：痛处有灼烧感，流涎，目赤流泪，苔薄黄，脉数者，为风热证。

（3）气带血瘀证：病变日久，情志变化可诱发，舌暗或者有黑斑，脉细涩者，为气滞血瘀。

二、蜂针治疗

处方：以足太阳及手足阳明经穴为主。

主穴：风池、翳风、下关、手三里、合谷。

配穴：第 1 支疼痛者加太阳、阳白、攒竹、头维。第 2、3 支疼痛者加太阳、四白、下关、听会、地仓、承浆、迎香。穴位交替使用，面部穴以点刺、散刺为主。

方义：面部穴位为局部选穴，可疏通面部经络，通络活血。

三、临床报道

岳某在两年内，用蜂针疗法对 50 例三叉神经痛患者实行蜂针疗法治疗。在 50 例以蜂针治疗的患者中，4 例无改变，13 例病情改进，33 例痊愈。46 例患者于开始蜂针后早期恢复劳动力，几乎全部患者于蜂针 3~4 次后就可开始一般工作。

按 疾病起始治疗时患者对蜇刺的反应和健康人一样：出现浮肿。在蜇刺后大多数患者在数小时甚至一昼夜之内没有疼痛发作。平均在 10~11 次以后疼痛几乎或完全停止。[岳永文. 当三叉神经痛时采用蜂毒治疗的经验. 山西医学杂志. 1963，(1)：91]

唐氏观察了 96 例原发性三叉神经痛患者，其中男 35 例，女 61 例。蜂针治疗一般每日或隔日 1 次，7 次为 1 个疗程。蜂针疗程长短应视病情时间长短和轻重而异，有些患者蜂针 1~2 个疗程即可治愈，但较严重者及一些久治不愈的患者，每天 1 次蜂针治疗，连续 4~8 个疗程或更长的时间，若疗程长可休息 1 周，再继续治疗。结果：治愈 61 例，占 63.45%；显效 23 例，占 23.96%；有效 10 例，占 10.42%。总有效率达 97.92%。无效 2 例，占 2.08%，因患者恐惧心理，终止治疗。

按 三叉神经痛是由于外感六淫，情志内伤，肝胃邪热上冲以及气血亏虚，使经络气血循行不畅，瘀滞于颜面，"不通则痛"。按循经取穴与神经分布的解剖位置相结合的原则，选择邻近三叉神经干以及肢体上的穴位，采用散刺、蜇刺，既有蜜蜂针刺的机械作用，又有蜂针液的化学刺激和药物作用。[唐金贤，等. 蜂针治疗 96 例原发性三叉神经痛. 养蜂科技，1995，(3)：21-22]

四、日常保健

（一）饮食保健

（1）饮食要有规律。宜选择质软、易嚼食物。因咀嚼诱发疼痛的患者，则要进食流食，切不可吃油炸物，不宜食用刺激性、过酸过甜食物以及寒性食物等；饮食要营养丰富，平时应多吃些含维生素丰富及有清热解毒作用的食品；多食新鲜水果、蔬菜及豆制类，少食肥肉多食瘦肉，食品以清淡为宜。

（2）吃饭、漱口、说话、刷牙、洗脸，动作宜轻柔。以免诱发"扳机点"而引起三叉神经痛。不吃刺激性的食物如洋葱等。

（二）**生活调养**

（1）注意头、面部保暖，避免局部受冻、受潮，不用太冷、太热的水洗脸；平时应保持情绪稳定，不宜激动，不宜疲劳熬夜、常听柔和音乐，心情平和，保持充足睡眠。

（2）保持精神愉快，避免精神刺激；尽量避免触及"扳机点"；起居规律，室内环境应安静，整洁，空气新鲜。

五、预后

三叉神经痛带给患者的痛苦是极大的，人称天下第一痛。因此有效的治疗，解除患者的病苦是首要的。蜂针治疗有一定疗效，但该病是顽固的，要坚持治疗。

面神经麻痹

面神经麻痹（面神经炎、贝尔麻痹，亨特综合征），俗称"面瘫"、"歪嘴巴"、"歪歪嘴"、"吊线风"，是以面部表情肌运动功能障碍为主要特征的一种常见病。一般症状是口眼歪斜，它是一种常见病、多发病，它不受年龄限制。患者往往连最基本的抬眉、闭眼、鼓嘴等动作都无法完成。

面神经麻痹，中医称为"口眼歪斜"，其病因为劳作过度，机体正气不足，脉络空虚，卫外不固，风寒或风热乘虚入中面部经络，导致气血痹阻，经筋功能失调，筋肉失于约束，出现歪僻。

一、辨证分型

（1）风寒证：见于发病初期，面部有受凉史，舌淡、苔薄白，脉浮紧。

（2）风热证：见于发病初期，多继发于感冒，发热，舌红、苔薄黄，脉浮数。

（3）气血不足：多见于恢复期或病程较长的患者，肢体困倦无力，面色淡白，头晕。

二、蜂针治疗

处方：以面颊局部和足阳明腧穴为主。

主穴：阳白、颧髎、颊车、地仓、翳风、合谷。

配穴：风寒证加风池祛风散寒；风热证加曲池疏风散热；抬眉困难加攒竹；鼻唇沟变浅加迎香；人中沟歪加水沟；恢复期加足三里补益气血、濡养经筋。

方义：面部腧穴可疏通局部经筋气血，活血通络；合谷为循经远端取穴（面口合谷收），与近部腧穴翳风相配，祛风通络。

三、医案

（1）李先生，34 岁。一天晚餐酒醉后和衣而卧，受了风寒。第二天起床便感觉左侧面部发紧，左眼不断流泪，眼角下垂，眼睑闭合无力，嘴角歪向右侧，说话漏风，常流口水，不能抬眉、皱额、鼓腮和露齿。经县医院诊断为周围性面神经瘫痪。吃了医生开的西药无效，转而采用蜂疗。试针之后，依据病情选定左侧颊车、地仓、下关、攒竹和合谷五穴轮流螫刺，每天 1 次，每次 3 穴，每穴 1 针。螫刺 4 次，患者左脸发热、发麻，不再流泪。7 天 1 个疗程结束，面部肌肉功能完全恢复，不适症状消除，再去医院检查体征均已恢复正常。

按 蜜蜂螫针一般只有 1.5mm，不会超过 2mm，蜂针刺入穴位类似针灸法的毛刺和浮刺，可以激发经络，促进卫气，布散营气运行，能使气血流畅，经络通畅，病邪外泄，收到通经活络、活血化瘀和祛风散寒的功效。蜂针疗法集针（蜜蜂螫针）、药（蜂毒）、灸（螫后局部红肿反应）三者于一体，一针多用，一针多得。运用具有祛风散寒、通络消炎功能的蜂针疗法治疗周围性面神经瘫痪，真可

谓对症施治，切中要害。[廖子俊. 周围性面神经瘫痪的临床症状和蜂针疗法. 中国蜂业，2009，60（2）：33-34]

（2）陈某，男，51岁。患者于1999年10月25日患右侧面瘫，在某院神经内科住院治疗2月无效，转我院住院治疗。查患者右侧口眼歪斜，额纹消失，鼻唇沟变浅，口角活动不便，伴有头晕、耳鸣。体温36.6℃，脉搏76次/分，呼吸19次/分，血压110/60mmHg；血象：白细胞计数5.6×10^9/L，红细胞计数4.9×10^{12}/L。舌淡苔薄，脉弦细。诊断：面瘫，属正气不足、络脉空虚型。施以针灸、推拿，辅以输液等治疗1疗程无效，改用蜂针治疗。取穴：大椎、足三里、风池、太阳、下关、颊车，每次取2~3穴活蜂螯刺，隔日治疗1次，连续治疗3次显效，7次面部瘫痪症状完全消失，面部表情肌活动恢复正常，痊愈出院。

按 蜂针治疗顽固性面瘫，是用工蜂尾部的毒刺对人体经络、腧穴进行刺激，达到治病效用的一种治疗方法。蜂的毒刺螯入穴位，具有针刺经穴的机械刺激和穴位注入蜂毒的双重作用。蜂螯后局部红肿反应具有类似温灸的效应和独特的药理作用。因而具有调整脏腑、经络、气血的功能和温经通脉、祛风除湿的独特效用以及强身保健、延年益寿的作用。现代研究证明，蜂毒含有多肽类、酶类、组胺类等30多种成分及20多种氨基酸和多种微量元素。蜂毒具有高度的生物学及药理学活性，能直接对细胞起溶解作用，使蜂毒液中的抗菌、抗炎、抗凝血、抗高脂及抗辐射成分迅速进入体内而起治疗作用。蜂针刺激经穴后，引起穴位皮下血管的反射而收缩，继而扩张使皮肤充血，提高了针刺部位的血液循环，有利于缓解面部肌肉的紧张和痉挛，加速局部组织的新陈代谢。蜂毒中的多肽类物质具有刺激末梢神经，调整自主神经的作用。蜂毒还可以刺激人的免疫系统，增强人体免疫功能，提高机体抗病能力的作用。[付欣，刘政，等. 蜂针治疗顽固性面瘫64例研究，中国民族民间医药杂志，2000，47：333-335]

四、日常保健

（一）食疗保健

【参芪乌鸡汤】

党参15g、北芪15g、三七10g、竹丝鸡四分之一只切除皮脂，生姜2片，煲汤饮食。可以补虚扶正、祛痰，适宜恢复期气血较弱的患者食用。

【防风粥】

防风10～15g，葱白、粳米各30～60g，前两味水煎取汁，去渣，粳米煮粥，待粥将熟时参加药汁，煮成稀粥，温服。可祛风解表散寒，实用于风寒袭络引起的面瘫，肢体肌肉酸痛等。

【姜糖苏叶饮】

紫苏叶3～6g，生姜3g，红糖15g，以滚水浸泡5～10分钟。具有疏风散寒，解表的效用。实用于外感风邪引起的诸症。

【川芎白芷水炖鱼头】

川芎3～9g，白芷3～9g，鳙鱼头500g，葱、胡椒、姜、盐适量。武火烧沸，再以文火炖半小时，分早、晚食鱼喝汤。可以祛风散寒、活血通络，实用于外感风邪引起的面瘫。

（二）生活调养

1. 一般护理

在急性期应当适当休息，注意面部的持续保暖。外出时可戴口罩，睡眠时勿靠近窗边，以免再受风寒。注意不能用冷水洗脸，避免直吹冷风，注意天气变化，及时添加衣物防止感冒。

2. 局部护理

急性期患侧面部用湿热毛巾外敷，水温50℃～60℃，每日3～4次，每次15～20分钟，并于早晚自行按摩患侧，按摩用力应轻柔、适度、持续、稳重、部位准确。患者可对镜进行自我表情动作训练，进行皱眉、闭眼、吹口哨、示齿等运动，每日2～3次，每次3～10分钟。

3. 营养支持

饮食应营养丰富，选择易消化的食物，禁烟戒酒，忌食刺激性食物。

4. 药物应用

遵医嘱服用药物，如服用泼尼松者要严格按医嘱执行，不得随意增减药量，并注意观察有无胃肠道等副作用。避免在此期行创伤性大、刺激性强的治疗。出现咽部感染时应遵医嘱口服抗生素治疗。

5. 眼部护理

由于眼睑闭合不全或不能闭合，瞬目动作及角膜反射消失，角膜长期外露，易导致眼内感染，损害角膜，因此减少用眼动作。在睡觉或外出时应佩戴眼罩或有色眼镜，并用抗生素滴眼，眼膏涂眼，以保护角膜及预防眼部感染。

6. 口腔护理

进食后要及时漱口清除患侧颊齿间的食物残渣。

7. 心理护理

患者多为突然起病，难免会产生紧张、焦虑、恐惧的心情，有的担心面容改变而羞于见人及治疗效果不好而留下后遗症，要根据患者的心理特征，耐心做好解释和安慰疏导工作，缓解其紧张情绪，使患者情绪稳定，身心处于最佳状态接受治疗及护理，以提高治疗效果。

五、预后

面神经麻痹患者通常在起病后 1~2 周内开始恢复，大约 80% 的患者在数周及 1~2 个月内基本恢复正常。约与 1/3 患者为部分麻痹，2/3 为完全瘫痪。约有 16% 不能恢复。面神经炎如果恢复不完全，常可伴发瘫痪肌的挛缩、面肌痉挛或联带运动。瘫痪肌的挛缩，表现为病侧鼻唇沟的加深、口角反牵向患侧、眼裂缩小。但若让患者做主动运动如露齿时，即可发现挛缩侧的面肌并不收缩，而健侧面肌收缩正常，病侧眼裂更小。

鼻炎

鼻炎指的是鼻腔黏膜和黏膜下组织的炎症。表现为充血或者水肿，患者经常会出现鼻塞，流清水涕，鼻痒，喉部不适，咳嗽等症状。

中医并无鼻炎的病名，类似症状的疾病名为鼻鼽，又称鼽嚏、鼽喷、鼽水、鼽、嚏等。

一、辨证分型

（1）肺脾气虚型：鼻塞时轻时重，鼻涕清稀，遇寒加重，嗅觉减退，头痛，头晕。检查见鼻内肿胀色淡。肺气虚者兼见咳嗽痰稀，面色㿠白，舌淡苔白，脉缓或沉细。脾气虚者兼见食欲不佳，体倦乏力，舌质淡，苔白或厚，脉濡缓。

（2）气滞血瘀型：鼻塞时间长，鼻涕多，黏黄或黏白，嗅觉迟钝，检查见鼻内肿胀，呈桑椹样。伴咳嗽痰多，声音重浊，舌质暗红有瘀斑，脉弦细或涩数。

二、蜂针治疗

肺脾气虚型取穴：合谷，迎香，印堂。头痛加风池、太阳。

肺气虚加肺俞、太渊。

脾气虚加脾俞、足三里。

气滞血瘀型取穴：合谷、迎香、印堂、肺俞、脾俞、风池。

方义：以上各部处方，主要是根据病所的辨证对症选穴。

三、医案

王某，女，57岁，小学教师。反复发作性晨起鼻塞、喷嚏、流清涕十余年。每当气候变化及闻到异味时就出现鼻腔发痒、酸胀不适，继则喷嚏频作，鼻腔不通，流涕清稀量多，嗅觉暂时减退。经服"鼻炎康"、"扑尔敏"等药后好转，但停药后又立即发作。检查见鼻内肌膜肿胀湿润，其色淡白或灰白，鼻涕清稀。诊断为过敏性鼻炎。蜂针治疗第一次取穴为肺俞，第二天喷嚏、流清涕明显好转，1周后再蜂针足三里，双侧各一针，针后诸症消失，达到临床治愈。

按 蜂针肺俞穴为临床常用的方法。既有蜂针刺的机械作用，能疏通经络，调和气血，又能发挥蜂毒的药物作用，可抗菌消炎、止痛消肿，同时螫刺后的局部充血红肿，皮温升高，类似温灸效应，能温经通络，扶正驱邪。故用蜂针直接螫刺肺俞穴，能将蜂针的作用与肺俞穴的主治功能很好地结合起来。［贺必梅，等．肺俞穴的功效．蜜蜂杂志，2003，（11）：24］

四、临床报道

邓氏采用蜂针疗法治疗过敏性鼻炎50例。取穴：足三里、阳交、曲池穴，每次取1只蜂，蜜蜂针刺间隔时间3～7天治疗1次。一般连续治疗1～2个疗程，最多治疗3个疗程。结果：痊愈（症状及体征完全消失，2年内无复发）30例，显效（症状及体征消失，2年内症状偶尔发生）12例，有效（症状消失，鼻黏膜水肿明显减轻，发作周期延长，次数减少）8 例。认为蜂毒具有烟碱型胆碱神经阻滞作用，能阻滞乙酰胆碱受体，使平滑肌松弛，皮肤黏膜血管收缩，毛细血管通透性下降，抑制变态反应发生。[邓金锋，等. 蜂针治疗过敏性鼻炎 50 例. 新中医，2000，32（5）：24]

五、日常保健

（一）蜂产品疗法

（1）蜂胶内服与喷鼻。

（2）蜂巢的咀嚼以及煮水喝，可配合使用玉米煮服，亦可配合红枣进行咀嚼。对于过敏性鼻炎较有效。

（二）食疗

【丝瓜藤煲猪瘦肉】

清热消炎，解毒通窍，主治慢性鼻炎急性发作，萎缩性鼻炎，鼻流脓涕，脑重头痛。

取近根部的丝瓜藤 3~5g 洗净，猪瘦肉 60g 切块，同放锅内煮汤，至熟加少许盐调味，饮汤吃肉，5 次为 1 疗程，连用 1~3 个疗程自愈。

【辛夷煮鸡蛋】

通窍，止脓涕，祛头痛，滋养扶正，主治慢性鼻窦炎，流脓涕。

用辛夷花 15g，入砂锅内，加清水 2 碗，煎取 1 碗；鸡蛋 2 个，煮熟去壳，刺小孔数个，将砂锅复火上，倒入药汁煮沸，放入鸡蛋同煮片刻，饮汤吃蛋。

【柏叶猪鼻汤】

消炎通窍，养阴扶正，主治鼻流臭涕。

取猪鼻肉 66g 刮洗干净，用生柏叶 30g，石斛 6g，柴胡 10g 同放砂锅内，加清水 4 碗煎取 1 碗，滤除药渣，冲入蜜糖 60g，30 度米酒 30g，和匀饮之。

【黄花鱼头汤】

扶正祛邪，补中通窍。主治慢性萎缩性鼻炎，感冒频繁。

取胖头鱼 100g，洗净后用热油两面稍煎待用。将大枣 15g 去核洗净，用黄花 30g，白术 15g，苍耳子 10g，白芷 10g，生姜 3 片共放砂锅内与鱼头一起煎汤，待熟吃肉饮汁。

(三) 生活调养

(1) 鼻炎大多是着凉感冒引起的，要加强体育锻炼，增强抵抗力，如晨跑、游泳、冷水浴、冷水洗脸等都可增强体质，提高人体对寒冷的耐受力。

(2) 避免过度疲劳、睡眠不足、受凉、吸烟、饮酒等，因为这些因素能使人体抵抗力下降，造成鼻黏膜调节功能变差，病毒乘虚而入而导致发病。

(3) 在秋冬季或感冒流行期间，外出戴口罩，避免公众集会，尽量少去公共场所，对发病者做好隔离工作，对污染的室内可用白醋熏蒸进行空气消毒。

(4) 可使用中草药预防，如受凉后可及早服用生姜、红糖水以及时祛除"寒邪"；感冒流行期间，可服用荆芥、防风、板蓝根等中草药。

(5) 早晨 5 点到 10 点，是花粉扩散高峰时间，最好不在户外久待。

(6) 及时更换、清洗床单及被罩，防止螨虫及其分泌物诱发过敏性鼻炎。

(7) 保持室内空气的湿度，或是使用空气过滤器，不要让鼻子太干燥。

(8) 香水、化妆品等都会刺激鼻腔黏膜而导致鼻窦炎，所以也要尽量避免接触。

六、预后

随着城市生活日趋现代化，汽车尾气、化妆品、装饰材料和食品添加剂等，都是引发鼻炎（包括过敏性鼻炎、慢性鼻炎、慢性鼻窦炎等）的主要原因。目前患鼻炎的人数越来越多，而且年龄趋向低龄化。鼻炎患者正在逐年增加，对人体的危害更不容忽视，得了鼻炎一定要及时治疗，千万莫让鼻炎发展酿成大病。

耳鸣耳聋

耳鸣是指患者自觉耳内鸣响，如闻蝉声，或如潮声。耳聋是指不同程度的听觉减退，甚至消失。耳鸣可伴有耳聋，耳聋亦可由耳鸣发展而来。西医学的许多疾病包括耳科疾病、脑血管疾病、高血压病、动脉硬化、贫血、红细胞增多症、糖尿病、感染性疾病、药物中毒及外伤性疾病等均可出现耳鸣、耳聋。

中医学对耳鸣、耳聋早有认识。《诸病源候论》云:"肾为足少阴之经而藏精气通于耳。耳,宗脉之所聚也。若精气调和,则肾脏强盛,耳闻五音;若劳伤气血,兼受风邪,损于肾脏,耳精脱,精脱则耳聋。"

一、辨证分型

实证:暴病耳聋,或耳中闷眩,鸣声不断,声响如蝉鸣或潮声,按之不减。肝胆火旺,多见面赤,口干,烦躁善怒,脉弦。痰热郁结,多见胸闷痰多,脉滑数等症。

虚证:久病耳聋,或耳鸣时作时止,声细调低,操劳则加剧,按之鸣声减弱,多兼有头晕、腰酸、遗精、带下、脉虚细等症。

二、蜂针治疗

(1) 实证

治法:清肝泻火,活血通窍。

处方:翳风、听会、液门、侠溪。

配穴:肝胆火旺配太冲、丘墟。痰热郁结配丰隆、劳宫。

方义:手足少阳经脉循耳之前后,故取翳风、听会以疏导少阳经气;侠溪清泻肝胆之火,液门泻三焦火而清窍。诸穴相配通上达下,通经活络。

(2) 虚证

治法:补益肾精。

处方:翳风、听会、肾俞、关元、太溪。

方义:取手足少阳之翳风、听会以疏导少阳经气,肾开窍于耳,耳疾之虚证多于肾虚有关,故取足少阴之原穴太溪及肾之俞穴肾俞,配合关元以培肾固本,调补肾经之元气,使精气上输耳窍,则奏止鸣复聪之效。

三、医案

李某,男,45岁,菜农,住湖北省荆门市。身患耳聋症多年,一直得不到有效的治疗，后来在一次遭蜂螫之后，耳聋症却奇迹般地康复了。1990 年盛夏的一天，他到菜地里采摘苦瓜的时候，正巧有一群蜜蜂悬挂在他采摘苦瓜的藤中间。因苦瓜挂果密集，他没有看到蜜蜂团挂在其中，伸手摘苦瓜时惹怒了蜜蜂，只见蜜蜂直扑向他的头部，想躲也来不及，只好弃瓜逃跑。到家中用镜子一照，发现面部两侧布满了蜂针，不一会面部发肿，感觉身体很疲倦，就蒙着被子睡觉，到第二天天亮时，突然听见户外的狗叫声。他高兴地对妻子说，我的耳聋病好了，能听见狗的叫声，他的妻子惊奇地问，除了狗叫声你还能听见别的声音吗？他回答什么声音都听得见了。[吴孙玉．蜂疗趣闻二则．蜜蜂杂志，2007，(1)：27]

1991 年患了耳鸣症，烦躁不安，后来病情加重，引发眩晕导致呕吐不止。经检查，诊断为内耳膜迷路积水形成的梅尼埃病。服用肌苷、螺旋霉素始终不能解除痛苦。1994 年春末夏初的一天，受山民友好邀约掏蜂取蜜。临阵时忘了带面罩，一只蜂螫了我的右耳廓，后因蜂毒气味扩散的原故，又招致了接二连三的蜂照此攻击。耳廓周围顿觉痛、肿、烧、痒之感。出乎预料的是过了五六天，耳鸣的现象奇迹般的消除了。经过一个月的观察也没有复发。[周映光．蜂螫治愈了我的耳鸣症．蜜蜂杂志．1994，10：11]

四、临床报道

黄氏用蜂针针刺听宫穴治疗老年性耳鸣耳聋，第一次点刺一下即可，如有不良反应，以后隔日 1 次，每次 1~2 只蜂，5~7 次可见效使听力恢复，看电视音量从 18~20 分贝降至 10~12 分贝，且头脑比原来清醒，蜂针治耳鸣耳聋，是简便、易行、有效的好方法。[黄继松．蜂针对老年性耳鸣耳聋效果好．蜜蜂杂志．2005.10：16]

五、日常保健

(一) 生活保健

(1) 调整心态，避免情绪紧张、劳累过度，避免噪声环境，少喝酒，少吸烟，生活作息规律，积极配合治疗，避免使用耳毒性药物。

(2) 在治疗过程中可配合自我按摩疗法。其法为以两手掌紧按外耳道口，并以四指反复敲击枕部乳突部，再以手掌对外耳道作有规律的一开一合，每天早晚各 1 次，每次 3 ~ 5 分钟。

（3）平时保持耳道清洁，避免劳倦，节制房事，对治疗和预防有积极意义。

（二）食疗

【羊肝海带大枣汤】

海带 50g，羊肝 30g，大枣 1 个。海带泡软，洗净切细，羊肝切细，共置锅中，与大枣煮汤。吃海带、羊肝，喝汤。可补益脾肾，适用于耳鸣患者。

【荸荠海蜇汤】

生荸荠、海蜇头各 60g。将海蜇头在清水里浸泡片刻，去咸味，再与荸荠同煮成汤。喝汤，海蜇头、荸荠蘸酱油吃。清热，泻火，生津，对虚火上升所致的耳聋、耳部涨痛也有效。

【菊芦冬饮】

菊花、芦根、冬瓜皮各 30g。三味共用水煎：每日 2 ~ 3 次。适用于耳鸣患者。

六、预后

耳鸣经积极治疗，调控情绪，可以减缓或治愈，但如果调护不当，可转为耳聋。耳聋视原发性病因或可治愈，或迁延不愈。

乙型病毒性肝炎

乙型病毒性肝炎（简称乙型肝炎）是由乙型肝炎病毒（HBV）引起的以肝实质细胞变质为主要病变的传染病。乙型肝炎是一种世界性疾病，发展中国家发病率高，我国属 HBV 感染高流行区。

乙型病毒性肝炎属中医学"黄疸"、"胁痛"、"肝着"等范畴。

一、辨证分型

（1）湿热中阻：胁胀脘闷，恶心厌油，纳呆，身目发黄，色泽鲜明，尿黄，口黏口苦，大便黏滞，秽臭或先干后溏，口渴欲饮和（或）饮而不多，肢体困重，倦怠乏力，舌苔黄腻，脉弦数或弦滑数。

（2）肝郁脾虚：胁胀满疼痛，胸闷太息，精神抑郁，性情急躁，纳食减少，口淡乏味，脘痞腹胀，午后为甚，少气懒言，四肢倦怠，面色萎黄，大便溏泄或食谷不化，每因进食生冷油腻不易消化的食物而加重，舌淡苔白，脉沉弦。

（3）肝肾阴虚：右胁肋痛，腰膝酸软，四肢拘急，头晕目眩，耳鸣如蝉，两目干涩，口燥咽干，失眠多梦，潮热或五心烦热，形体消瘦，面色黧黑，有裂纹，花剥苔或少苔，舌尖红无苔，脉细数无力。

（4）瘀血阻络：面色晦暗，或见赤缕红丝，肝、脾肿大，肝掌，女子行经腹痛，经水色暗有块，舌质暗，或有瘀斑，脉沉细涩。

（5）脾肾阳虚：畏寒喜暖，精神疲倦，四肢不温，面色不华或晦黄，少腹腰膝冷痛，食少脘痞，腹胀便溏或晨泄，完谷不化，甚则失禁，小便不利，余沥不尽或尿频失禁，下肢或全身浮肿，舌淡苔白，或腻，脉沉细弱或沉迟。

二、蜂针治疗

取穴：期门、章门、日月、支沟、阳陵泉、足三里、阴陵泉、至阳、肝俞、胆俞、脾俞、胃俞、肾俞、膈俞、膻中、足厥阴肝经穴及相关阿是穴。诸穴交替进行治疗。

方义：肝、胆经布于胁肋，故近取肝经期门、远取胆经阳陵泉疏利肝胆气机，行气止痛；取支沟以疏通三焦之气；配足三里和胃消痞，取"见肝之病，知肝传脾，当先实脾"之意；黄疸成于肝胆，因于脾胃，总由湿邪熏蒸、胆汁外溢，故取胆之背俞穴及其下合穴阳陵泉以疏调胆腑，胆腑功能正常则胆汁自循常道；阴陵泉健脾利湿，令湿邪从小便而出；至阳为治疗黄疸的经验要穴，结合其他穴位，既可护肝胆又可助阳气而祛湿退黄。

三、临床报道

彭氏等观察 50 例中药联合蜂针辨证治疗慢性乙型肝炎的临床疗效。治疗组 A 采用中药加蜂针辨证分型治疗。分为湿热中阻、肝郁脾虚、肝肾阴虚、脾肾阳虚及瘀血阻络 5 型，疗程为 1 年。蜂针治疗采用主穴加配穴辨证治疗，主穴：肝俞、期门、脾俞、章门、大椎、至阳、膻中。配穴：湿热中阻加阴陵泉、三阴交、丘墟；肝郁脾虚加阳陵泉、行间、足三里；肝肾阴虚加肾俞、关元、中脘；脾肾阳虚加肾俞、命门、足三里；瘀血阻络加气海、膈俞、大肠俞。对照组 B 采用中药辨证分型治疗，辨证分型及各证型方药均与中药加蜂针治疗组相同，每日 1 剂，水煎服，1 日 2 次，疗程为 1 年。对照组 C 采用西药阿德福韦酯治疗，每次 10mg，每日 1 次，疗程为 1 年。研究结果表明，治疗组 A 疗效明显优于对照组 B、对照组 C，A组与 B 组、C 组之间疗效有显著差异（$P<0.05$）；B 组、C 组之间疗效相仿，无显著差异（$P>0.05$）。

按 治疗组 A 在中医辨证基础上，将辨证分型用药、辨证取穴用针及蜂毒疗法融于一体。蜂针也是根据不同证型采用主穴加配穴辨证治疗，在所选用的穴位中，肝俞为足厥阴肝经的背俞穴，本穴内应肝脏，为肝气在背部输注转输之处，是治疗肝病的要穴；行间为肝经的荥穴，五行属火，为肝经的子穴，具有泻肝清热的作用，刺此二穴可疏肝利胆，调畅气机。期门为肝之募，肝经的气血在这里汇集，刺之以泄肝邪也；章门属足厥阴肝经，系足太阴、厥阴、阴维之会，脾之募穴，配足三里，有健脾和胃的作用，配阳陵泉，有疏肝理气的作用；大椎穴，为手三阳脉、足三阳脉与督脉之会穴，配足三里可提高机体免疫力；至阳穴为督脉阳气隆盛之处，该穴有振奋宣发全身阳气、疏通经血、利湿热、宽胸膈、补泻兼施之功，还有提高机体免疫力、抗病毒作用；膻中为气之海，是人体的呼吸之气、消化之气、脾胃之气汇聚之处，刺激该穴能通达经络，理气散瘀，调理人身气机，一切气病皆可选用该穴；气海培肾固本、调补元气。[彭莉莉，等.中药联合蜂针辨证治疗慢性乙型肝炎 50 例临床观察.辽宁中医杂志，2010，（12）：2373 – 2375]

王氏等用蜂针配合蜂产品治疗乙型肝炎 82 例，经 1 个疗程后，患者精神好转，面容改观，食欲变好，腹痛、胁胀等症状显著改善。本组病例中谷丙转氨酶升高的有 71 例，治疗后谷丙转氨酶降至正常或接近正常，总有效率达 100%；58 例"e 抗原阳性"患者经治疗后，有 33 例转为阴性，转阴率为 56.8%，余下患者近期未能转阴，但其滴度明显下降；61 例患者治疗前后行 B 超对照检查，肝、胆、脾肿大患者均显著回缩。笔者认为，蜂疗是一种自然疗法，治疗乙型肝炎是集抗病毒、免疫调节、抗肝损伤疗法于一体的综合疗法。标本兼治，治养结合，既安全可靠，又经济简便，既可治疗也可预防，有很高的推广价值。[王强，等.蜂疗对乙型肝炎的作用.蜜蜂

杂志，2001（5）：7 - 9］

四、日常保健

（一）营养保健

均衡饮食，以主食为主，多吃蔬菜和水果。不吃不洁净的食物，尤其是霉变的花生以及没有腌制好的酸菜。少吃动物油和肥肉。不要酗酒，不要空腹喝酒，空腹喝酒更容易吸收乙醛。吃烧烤时不要吃直接与炭火接触的食物，其含有的致癌物比电烤和加铁板烧烤的要多。腌制食品容易被微生物污染，易伤肝。可适当补充 B 族维生素和矿物质。

（二）食疗方

【鸡肝粥】

取新鲜鸡肝 3 只，大米 100g，同煮为粥食用。可治中老年人肝血不足，饮食不佳。

【鸭血鲫鱼粥】

取鸭血 100g，鲫鱼 100g，白米 100g 同煮粥食用。可养肝血，辅助治疗贫血，同时这也是肝癌患者的保肝之一。

（三）生活调养

保持乐观健康心态。按时作息，防止感染。饮食合理，注重忌宜。勿乱用药，定期复查肝病。适当锻炼，增强体质。

五、预后

急性肝炎患者的预后大都良好，乙型肝炎易转为慢性肝炎（国外文献报道为 10％，国内为 16％，其中 2％转为肝硬化），蜂针有良好的疗效，但最好配合其他口服蜂产品。重症肝炎的预后最差，病死率达 60％～70％，幸存者也常发展为肝硬化。

肝硬化

肝硬化是一种常见的由不同病因引起的慢性、进行性、弥漫性肝病。是在肝细胞广泛变性和坏死基础上产生肝脏纤维组织弥漫性增生，并形成再生结节和假小叶，导致肝小叶正常结构和血管解剖的破坏。病变逐渐进展，晚期出现肝功能衰竭、门静脉高压和多种并发症，死亡率高。在我国肝硬化是消化系统常见病，也是后果严重的疾病。

本病以恶心、呕吐、腹胀腹泻、面色不华、消瘦或黄疸、胁下痞块等为主要临床表现，可归属于中医学"痞满"、"臌胀"、"疳积"等范畴。

一、辨证分型

根据病程和正邪关系，分为初期、中期、晚期。

早期：腹大胀满，叩之如鼓，持久不减。胁下胀满或疼痛，纳食少馨，食后脘腹胀满益甚，以嗳气或矢气为快，肢体沉困乏力，小便短少。舌质暗，或有瘀点，苔白腻，脉弦滑。

中期：腹大坚满，撑急，动之有振水声。面色苍黄无华，神疲肢怠，脘腹痞胀，不敢进食，口渴不欲饮，颈部、面颊或胸背部散在红痣血缕，腹皮脉络怒张，手掌赤痕，大便或秘或溏，小便短少。舌质淡，体胖有齿痕，或紫暗，或有瘀斑，舌苔厚腻，脉沉细滑。

晚期：正虚邪恋。腹大胀满不舒，早宽暮急。神疲懒动，气短声怯，骨瘦如柴，面色苍黄，或腰膝冷痛，男子阳痿，女子停经，或五心烦躁，肌肤甲错，头晕耳鸣，少寐盗汗等。舌质淡，体胖，苔白，或舌红少苔。

臌胀出血：腹大胀满伴出血。轻者呕吐物中杂有鲜血或血块，或大便色黑。重者吐血盈碗盈盆，或大便暗红而溏薄。口干口苦，胃脘灼热，肠鸣腹胀，或心悸气短，汗出肢冷。舌质红，苔黄，或舌淡，脉滑而数，或沉细而数。

臌胀神昏：腹大胀满伴神昏。先见烦躁不宁，逐渐嗜睡，终至昏迷。或先语无伦次，逐渐嗜睡，终至昏迷。脘闷纳呆，恶心呕吐，大便不通，舌质红，苔黄腻，或舌淡红，苔白腻，脉滑数，或弦数。

二、蜂针治疗

根据病情循经取穴。

主穴：肝俞、胆俞、肾俞、脾俞、至阳、期门、章门、太冲、足三里、曲池。

配穴：有黄疸者加后溪、合谷；肝区胀痛者加日月、中脘；食欲不振者加小肠俞、承山；恶心呕吐者加内关、天突；失眠加三阴交；有鼻衄、牙龈出血者加偏历。

方义：循经取穴，蜂针刺激经络穴道，使机体营卫气血通畅，调节了阴阳平衡，起到疏肝、健脾、散结的功效。

三、临床报道

刘氏等从 1992 年 6～12 月用蜂毒治疗慢性乙型肝炎 20 例，肝炎后肝硬化 12 例。从十二经穴及任督两脉选择穴位。足太阳膀胱经：肝俞，胆俞，脾俞，胃俞，肾俞，膀胱俞。足厥阴肝经：期门。足阳明胃经：足三里。任脉：中脘。手阳明大肠经：合谷。足少阳胆经：阳陵泉。足太阴脾经：阴陵泉等。结果证明蜂毒素有溶血与抗凝作用，少量的蜂毒可以起到活血化瘀、改善肝微循环作用，阻滞肝纤维化的进展，减低门脉压。12 例肝硬化门脉高压、凝血酶原时间延长者，经治疗后，化验、B 超、上消化道造影均证实有好转。

按　活蜂螫刺治疗对慢性乙肝与肝炎后肝硬化确有一定效果。从其疗效机制推测，活蜂循经穴螫刺有机械、化学及药理作用，蜂针刺与中医的针刺有相似之处，有疏通经络、调和气血、温通经脉的作用。蜂毒对大脑皮层有影响，而且使下丘脑分泌增加，对腹腔及肠系膜动脉亦有扩张作用，对肠平滑肌有兴奋作用，能改善或消除消化道的症状。蜂毒素有溶血与抗凝作用，少量的蜂毒可以起到活血化瘀、改善肝微循环作用，阻滞肝纤维化的进展，减低门脉压。12 例肝硬化门脉高压，凝血酶原时间延长者，经治疗后，化验、B 超、上消化道造影均证实有好转。蜂毒中的多肽，如 MCD - 多肽、阿帕敏均可抗炎、消肿。蜂毒兴奋神经 - 垂体 - 肾上腺皮质轴，表现免疫抑制作用，对醛固酮的分泌有调节作用，从而达到利尿、消除腹水与浮肿的作用。蜂毒螫刺对 HBV 的作用，有待进一步的观察。[刘文清，等. 蜂毒治疗慢性乙型肝炎与肝硬化 32 例. 中西医结合肝病杂志，1993，4：31 - 32]

苏氏等采用蜂针疗法加服蜂产品复合制剂，治疗病毒性肝炎并肝硬化 32 例。32 例患者均为门诊病例，通过蜂针疗法及配合服用蜂产品进行治疗。治疗后通过对比症状和体征的改善情况，以及测定谷丙转氨酶、总胆红素、γ - 谷氨酰转肽酶、乙型肝炎表面抗原等指标。结果发现，治疗后本组 32 例达到临床治愈标准的有 5 例，显效的有 21 例，好转的有 4 例，无效的有 2 例，总有效率达 93.7%，其中 1 例因体质弱，对蜂针反应强烈而中断治疗。认为蜂针疗法治疗病毒性肝炎肝硬化疗效确切、简便、安全，值得推广。［苏和祖，等. 蜂针疗法治疗肝硬化 32 例疗效观察. 蜜蜂杂志，1994 (9)：5-7］

王氏等用蜂针配合蜂产品治疗乙型肝炎和肝硬化 82 例。本组病例中有 74 例在肝功能检测中示肝功能异常，此类患者经过 1 个疗程治疗后，谷丙转氨酶、总胆红素等指标均降至正常或接近正常。通过乙肝病毒免疫标志物检测，82 例表面抗原（HBsAg）阳性者，蜂疗后有 32 例转阴，转阴率为 39%，有 3 例产生表面抗体。本组病例中有 58 例 e 抗原（HBeAg）阳性者，蜂疗后有 33 例转为阴性，转阴率为 56.9%，余下 25 例近期未能转阴，但其滴度显著下降。HBV-DNA 定量检测的参检人数 58 例，有 46 例阳性，蜂疗后 21 例转为阴性，转阴率为 45.6%。［王强，等. 乙型肝炎和肝硬化蜂疗的效果观察. 养蜂科技，2002 (1)：33］

四、日常保健

（一）营养保健

避免进食高蛋白饮食，不要使人体肠道内的产氨骤增。可进食香蕉等水果，保持大便通畅，每日 1~2 次，始终保持肠道内产氨的及时清除。适当补充维生素和益生菌，如维生素 C、维生素 B_2、维生素 K 和嗜酸乳杆菌等，稳定机体内环境。在食欲下降，或者呕吐、腹泻时，要及时补钾，如饮用鲜黄瓜汁、苹果汁等，避免发生低钾性碱中毒而导致肝性脑病。除非出血后的明显贫血，否则一般肝硬化患者避免服用含有铁制剂的营养品或矿物质，因为铁剂具有加重肝脏硬化的作用。特别是不要大量进食动物蛋白。除了产氨增多以外，动物蛋白的代谢产物含有较多的芳香氨基酸，这类氨基酸可以在肝硬化时抑制脑神经传导而诱发肝昏迷。

肝硬化失代偿期患者以少量食用植物蛋白为宜。已有食管静脉曲张者，平时食物应做得细烂些，避免食用过于粗糙的食物，严禁食用坚硬带刺类的食物，如带刺的鱼肉、带骨的鸡肉以及坚果等，以防刮伤曲张的食道静脉或胃底静脉，导致上消化道大出血。可喝酸奶，以促进消化。忌酒，长期饮酒可导致酒精性胃炎甚至酒精性肝硬化。另外酒精对肝细胞有直接毒性作用。

（二）**生活调养**

（1）积极预防：肝硬化是由不同原因引起的肝脏实质性变性而逐渐发展的一个后果。要重视对各种原发病的防治，积极预防和治疗慢性肝炎、血吸虫病、胃肠道感染，避免接触和应用对肝脏有毒的物质，减少致病因素。

（2）情绪稳定：肝脏与精神情志的关系非常密切。情绪不佳，精神抑郁，暴怒激动均可影响肝的功能，加速病变的发展。

（3）动静结合：肝硬化代偿功能减退，并发腹水或感染时应绝对卧床休息。在代偿功能充沛、病情稳定期可做些轻松工作或适当活动，进行有益的体育锻炼，如散步、做保健操、太极拳、气功等。活动量以不感觉到疲劳为度。

（4）戒烟忌酒：酒能助火动血，长期饮酒，尤其是烈性酒，可导致酒精性肝硬化。长期吸烟不利于肝病的稳定和恢复，可加快肝硬化的进程，有促发肝癌的危险。

五、预后

肝硬化的预后与病因、肝功能代偿程度及并发症有关。酒精性肝硬化、胆汁性肝硬化、肝淤血等引起的肝硬化，病因如能在肝硬化未进展至失代偿期前予以消除，则病变可趋向静止，相对于病毒性肝炎肝硬化和隐源性肝硬化好。死亡原因常为肝性脑病、肝肾综合征、食管胃底静脉曲张破裂出血等并发症。肝移植的开展已明显改善了肝硬化患者的预后。

肿瘤

肿瘤是指人体器官组织的细胞，在外来和内在有害因素的长期作用下所产生的一种以细胞过度增殖为主要特点的新生组织。这种新生组织与受累器官的生理需要无关，不按正常器官的规律生长，丧失正常细胞的功能，破坏了原来器官结构，有的还转移到其他部位，危及生命。根据肿瘤对人体危害的大小及其生长特性，肿瘤可以分为良性肿瘤和恶性肿瘤两大类。

在我国古代医学文献中虽然没有肿瘤这一名词，但中医学中的癥瘕积聚、瘤核赘突、乳核、乳癖、瘿瘤、岩等病证则与肿瘤相关。

一、辨证分型

（1）气郁痰凝：局部肿块硬韧，尚可活动，患部皮色不变，无痛；伴有胸闷，胁胀，纳差，精神抑郁等症状；舌质淡红，苔薄白或微黄腻，脉细弦。

（2）寒痰凝聚：局部肿块质硬，表面光滑有弹性，肿块活动度较差，患部皮肤色白，无痛，肤温不高；伴周身疲倦，胸闷不舒，畏寒怕冷；舌质淡，苔白或白腻，脉沉而滑。

（3）气血凝滞：肿块坚硬，表面高低不平，推之不动，自觉疼痛或刺痛及胀痛，局部青筋显露；伴胁胀不适，易烦躁；舌质暗红或有瘀斑，苔薄黄，脉弦或涩。

（4）毒热蕴结：肿块增大，压痛，患处皮肤色红，肤温较高，或肿块溃烂，状如翻花，时流血水，痛如火燎，分泌物有恶臭味；伴发热，心烦，口渴，尿黄，大便干结；舌质红，少苔或苔黄，脉弦滑或滑数。

（5）正虚邪实：多见于晚期。肿块增大、增多，有邻近或远处转移，或岩肿溃烂，渗流血水，疮面灰暗，高低不平，易出血，久不收口；伴全身消瘦，发热，面色㿠白，身体疲怠，不思饮食等；舌质淡红，苔薄而微黄或少苔、无苔，脉细数。

二、蜂针治疗

肿瘤是严重威胁人类健康的多发病和常见病。蜂针治疗肿瘤，具有显著镇痛、增强免疫功能、抑制肿瘤细胞生长、延长患者生命、提高生活质量等作用。

根据WHO统计：30%～50%癌症患者可伴有不同程度的疼痛，晚期患者可多达80%～90%，国内报道癌症患者疼痛发生率为51.1%，癌性疼痛是癌症中晚期患者最主要的症状之一，其中30%患者为重度疼痛，癌症疼痛大大降低了癌症患者的生活质量，给患者身心健康与生活带来很大的影响。

由于肿瘤分类较多，且各种类型肿瘤的形成原因及临床表现也各不相同，本篇只对癌症患者在中晚期出现的疼痛这一症状行蜂针治疗。

取穴：以阿是穴为主，根据癌症患者疼痛的部位不同，配合不同的穴位，多取穴大椎、脾俞、关元、命门、太溪、足三里、肾俞、腰阳关、阳陵泉、悬钟、秩边、天枢，气虚甚者配气海、三阴交等。

方义：蜂针刺激经络穴位，既激发了经络，促进卫气和营气的运行，能使气血流畅，经络疏通，病邪外泄，达到通经活络、活血化瘀的作用，从而出现通则不痛的治疗效果。局部注入蜂毒，使局部血管扩张充血，红肿温热，患病部位疼痛减轻，又起到中医温灸样作用。蜂针治疗的针、药、灸3种作用均对疼痛有治疗作用。针刺可以通经络调气血，改善气血运行障碍，大椎、命门、腰阳关属督脉而入于脊，上至风府，入属于脑，可调节全身阳经经气，对肿瘤脑转移的疼痛非常适合。

三、医案

（1）赵某某，男，54岁，于2007年5月3日初诊。患者右胁胀痛20余天，伴乏力，纳呆，口干，小便黄，大便溏，夜寐欠安，舌质紫暗，苔薄黄，脉弦细。在当地医院测肝功能检查示总胆红素52.7μmol/L，ALT 106U/L，AST 112U/L，ALP 251U/L，GGT 344 U/L，乙肝两对半示HBsAg、HBeAb、HBcAb阳性，AFP 890ηg/L，CT示原发性肝癌并肝内转移。予以中药配合蜂针治疗。选穴：肝俞、期门、日月、三阴交、阿是穴，按常规方法施治，隔日1次。治疗1个月，患者疼痛彻底缓解，肝功能好转。治疗半年后，患者乏力、尿黄等症消失，纳可，夜寐安，肝功能复查示总胆红素21.3μmol/L，ALT 67U/L，AST 62 U/L，ALP 189 U/L，GGT 213 U/L，AFP 468ηg/L，CT示肝癌结节未见扩大。其后蜂针治疗改为每星期1次。2009年3月16日复查肝功能示总胆红素19.5μmol/L，ALT 57 U/L，AST 49 U/L，ALP 178 U/L，GGT 206 U/L，AFP 155ηg/L，CT示肝癌结节较前缩小。目前患者临床症状已消失，仍在坚持用蜂针及中药治疗。

（2）汤某某，女，76岁，于2008年11月4日入院。患者近1个多月来出现肝区疼痛，痛势逐日加剧，形体日渐消瘦，纳呆，乏力，身目尿黄，发热，腹胀痛，舌质暗红，苔黄腻，脉弦细数。在外院确诊为肝癌晚期，给予了吗啡控释片止痛及营养支持等治疗，病情逐渐恶化，疼痛亦未完全缓解，为求中医治疗，来我院住院。

入院体检：皮肤、巩膜深度黄染，肝右肋下约 6cm，边缘不规整，表面结节状，有明显压痛，肝区叩击痛阳性。肝功能示总胆红素 341.9μmol/L，ALT 214U/L，AST 259U/L，ALP 751U/L，GGT 648 U/L，两对半示 HBsAg、HBeAb、HBcAb 阳性，AFP > 1000ηg/L，CT 示弥漫性肝癌。辨证：湿热瘀毒互结。予以中药配合蜂针治疗。蜂针治疗选穴：肝俞、期门、章门、足三里、阿是穴，按常规方法施治，隔日 1 次。蜂针治疗仅 3 次，患者疼痛即止，其后停用吗啡控释片，疼痛亦未复作，治疗半个月，患者精神及饮食均有改善，黄疸明显减轻，后因患者出现严重肺部感染，并发呼吸衰竭而死亡。

按 原发性肝癌是世界上发病率最高，病情最凶险，治愈率较低的恶性肿瘤之一。发病年龄在 40～50 岁多见，男性高于女性。我国的肝癌患者中 90% 有乙肝病史，约 70%～90% 的肝癌合并有肝硬化。肝癌早期缺乏特异症状，很难被患者发现，待出现肝区痛、腹块、腹胀、消瘦、黄疸等时都为中晚期，大多失去了手术的机会。肝癌首发症状以肝区疼痛最为常见，可在右上腹触及包块。80% 以上的晚期肝癌患者有剧烈疼痛，病情进展快，可出现纳差、乏力、黄疸、消瘦、发热、腹泻、腹胀、腹痛等系列症状。肝癌病程短，发展迅速，转移较快，给医治带来很大困难。晚期肝癌因失去手术机会，只有保守治疗。剧烈的癌性疼痛往往让患者难以忍受，只得用派替啶和吗啡等麻醉药来缓解痛苦。蜂针对晚期肝癌疼痛有良好的止痛效果，其作用甚至超过麻醉药品。我们通过临床观察发现，应用蜂针治疗肝癌，只要坚持半月，肝癌疼痛一般可以缓解，1 个月后可停用麻醉止痛剂。在应用蜂针治疗肝癌的同时，结合中药辨证治疗，效果更加理想，达到了减轻患者痛苦、提高生活质量、延长生命的目的。[葛来安，等. 蜂针联合中药治疗晚期肝癌的临床体会. 江西中医药. 2009，11（4）：36 - 37]

四、临床报道

观察病例来源于 1997 年 9 月～2003 年 12 月期间在某医院肿瘤科门诊及住院部的经病理学检查或细胞学检查证实的胃癌、肺癌患者，共 95 例，随机分为 3 组：蜂毒注射液组（简称蜂毒组）35 例，联合治疗组（蜂毒注射液 + 化疗）30 例，化疗组 30 例。治疗后结果：蜂毒注射液能稳定瘤体，抑制肿瘤生长，具有一定的抗癌作用，其癌灶缓解率为 42.86%，疾病控制率为 40.00%；联合治疗组的癌灶缓解率为 20.00%，疾病控制率为 63.33%，提示蜂毒注射液与化疗合用具有协同增效的趋势。蜂毒注射液能明显改善患者的临床症状，其有效率为 42.86%，其与化疗联合能显著提高疗效，其有效率达 75.00%。［王居祥，等．蜂毒注射液治疗恶性肿瘤的临床观察．南京中医药大学学报，2006，22（3）：157－159］

五、日常保健

(一) 营养保健

饮食应以清淡而富有营养为主。多吃蔬菜（如卷心菜和菜花等）、黄豆、蘑菇、芦笋、薏苡仁等，以及富含多种氨基酸、维生素、蛋白质和易于消化的滋补食品。

肿瘤患者热能消耗大，因此饮食要比正常人多增加适量的蛋白质。

少吃油腻的食物，少吃羊肉等温补食物，少吃不带壳的海鲜、笋、芋等容易过敏的"发物"，少吃含化学物质、防腐剂、添加剂的饮料和零食。忌食过酸、过辣、过咸、烟酒等刺激物。

(二) 食疗方

1. 鼻咽癌

【鹅血赤豆粥】

鹅血 300ml，赤小豆 100g，大蒜、葱花、油、盐、味精各少许。先将鹅血用沸水烫熟，切成方块，取葱、蒜洗净切细，然后取赤小豆淘洗干净置于锅里，加适量清水以文火煮成粥，待粥熟后加入鹅血、葱、蒜煮沸片刻，入油、盐等调味即可食用。早晚各 1 次。清热解毒，适用于鼻咽癌消肿止血。

2. 乳腺癌

【当归炖鲤鱼】

当归 5g，牛膝 15g，木通 10g，茯苓 15g，赤小豆 100g，鲤鱼 500g，葱、蒜、姜、食用油、盐、米醋适量。将药材洗净包好，与鲤鱼一起炖 2 小时，食汤，每日 1 剂，分 2 次饮用。活血消肿，适用于乳腺癌肿胀者。

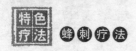
3. 肺癌

【百合三七鸭】

百合30g，三七10g，鸭1只，调料若干。先将鸭宰杀、去杂，处理干净后切块。放入砂锅，加水和调料炖至鸭熟，再将用纱布包裹好的百合、三七置入砂锅中，小火共炖30分钟即成。喝汤、食肉。养阴润肺、抗癌止血，适用于肺癌放疗、化疗期间咯血或痰中带血丝。

（三）生活调养

首先要保持乐观的情绪，树立战胜癌症的坚强信心。适当的运动可使气血流畅，增强机体抵抗力。避免受风寒，身体受风寒刺激时，抵抗力下降，易诱发疾病。

六、预后

良性肿瘤除非长在要害部位，一般不会致命，大多数可被完全切除，很少有复发，预后较好。

目前，对恶性肿瘤尚无理想的根治方法，仍然采取综合治疗措施，蜂针有一定的疗效。但随着现代科学技术的发展，生化技术、免疫学诊断、放射医学、超声检查、光敏技术、纤维光束内镜、核医学及病理检查的广泛应用，使恶性肿瘤的早期诊断、早期治疗、早期预防得以实现，所以肿瘤的治愈率明显提高，生存期明显延长。

胃痛

胃痛是临床上常见的一个症状，多见于急慢性胃炎，胃、十二指肠溃疡病，胃神经官能症。也见于胃黏膜脱垂、胃下垂、胰腺炎、胆囊炎及胆石症等病。

一、辨证分型

1. 实证

主症：上腹胃脘部暴痛，痛势较剧，痛处拒按，饥时痛减，纳后痛增。

兼见胃痛暴作，脘腹得温痛减，遇寒则痛增，恶寒喜暖，口不渴，喜热饮，或伴恶寒，苔薄白，脉弦紧者，为寒邪犯胃；胃脘胀满疼痛，嗳腐吞酸，嘈杂不舒，呕吐或矢气后痛减，大便不爽，苔厚腻，脉滑者，为饮食停滞；胃脘胀满，脘痛连胁，嗳气频频，吞酸，大便不畅，每因情志因素而诱发，心烦易怒，喜太息，苔薄白，脉弦者，为肝气犯胃；胃痛拒按，痛有定处，食后痛甚，或有呕血便黑，舌质紫暗或有瘀斑，脉细涩者，为气滞血瘀。

2. 虚证

主症：上腹胃脘部疼痛隐隐，痛处喜按，空腹痛甚，纳后痛减。

兼见泛吐清水，喜暖，大便溏薄，神疲乏力，或手足不温，舌淡苔薄，脉虚弱或迟缓，为脾胃虚寒；胃脘灼热隐痛，似饥而不欲食，咽干口燥，大便干结，舌红少津，脉弦细或细数，为胃阴不足。

二、蜂针治疗

选穴：中脘、内关、足三里。

治法：和胃止痛。

辨证配穴：寒邪犯胃加胃俞和神阙；饮食停滞加梁门、天俞；肝气犯胃加胃俞和太冲；气滞血瘀加膻中、膈俞；脾胃虚寒加神阙、气海、脾俞；胃阴不足加胃俞、三阴交、太溪。

方义：足三里乃足阳明胃经下合穴，"合治内腑"，可疏调胃腑气机，和胃止痛。中脘为胃之募穴，腑之所会，可健运中州，调理气机。内关宽胸解郁，行气止痛。

三、日常保健

（一）食疗保健

【莲子粥】

莲子30g，大米100g。按常法煮粥，每天使用，连续服1个月。适用于脾胃虚弱者食用。

【银耳红枣粥】

银耳20g，红枣10g，糯米150g。按常法煮粥。适用于脾胃虚弱导致的胃痛患者。

【莼菜羹】

莼菜250g，冬笋25g，香菇20g，榨菜丝15g，将莼菜洗净切段；

冬笋、香菇、榨菜分别切丝；锅中放入鲜汤，烧沸加入冬笋丝、香菇丝、榨菜丝，同煮至沸，再加入莼菜，汤沸后加盐，出锅后淋上麻油即成。此羹鲜美清淡，具有止呕止痢、解毒的功效，可用于胃及十二指肠溃疡、胃痛、呕吐、高血压等病证的辅助食疗。

（二）缓解胃痛的姿势

1. 跪姿前倾

双膝跪地，从膝盖到脚趾都要接触到地面，上半身保持直立，双手自然下垂。缓慢坐下，直到体重完全压在脚踝上，双手自然放在膝上，保持正常呼吸。保持该姿势约30秒，放松后再将上半身向前倾。重复做3～5次。该动作有助于消除胀气、胃肠综合征（如胃肠痉挛、腹泻等），还可强化大腿肌肉。

2. 伏地挺身

俯卧（趴在床或地板上），全身放松，前额触碰地面，双腿伸直，双手弯曲与肩平放，手肘靠近身体，掌心向下。

双手支撑，抬起头、胸部，双腿仍接触地面，直到感觉胸腹完全展开。保持该姿势约10秒钟。重复做3～5次。这能消除胀气、解除便秘、锻炼背肌，对脊柱矫正有一定的帮助。

3. 站立弯膝

双脚分开与肩同宽站立，双手轻放膝上，身体微向前弯。深吸一口气，吐气时缓慢收缩腹部肌肉，让腹部肌肉呈凹陷状，但不要勉强用力，否则会感到不舒服。保持该姿势5～20秒，不要憋气，然后顺势将肺部气体排出，放松肌肉。重复4～7次。这个动作对缓解消化不良与便秘很有帮助。

四、预防调护

（1）纠正不良生活习惯，多食清淡，少食肥甘及各种刺激性食物，如含酒精及香料的食物。谨防过酸、过甜、过咸、过苦、过辛食物，不可五味有所偏嗜。有吸烟嗜好的患者应戒烟。

（2）饮食定时定量，长期胃痛的患者每日三餐或加餐均应定时，间隔时间要合理。急性胃痛的患者应尽量少食多餐，平时应少食或不食零食，以减轻胃的负担。

（3）注意营养平衡，平素应供给富含维生素的食物，以利于保护胃黏膜和提高其防御能力，并促进局部病变的修复。

腹痛

腹痛是指由于各种原因引起的腹腔内外脏器的病变，而表现为腹部的疼痛。腹痛可分为急性与慢性两类。病因极为复杂，包括炎症、肿瘤、出血、梗阻、穿孔、创伤及功能障碍等。

腹痛是指胃脘以下，耻骨毛际以上部位发生疼痛为主的病证。《内经》中最早提出腹痛的病名，《素问·举痛论》曰："寒气客于胃肠之间，膜原之下，血不得散，小络急引腹痛。"

一、辨证分型

（1）气滞血瘀：腹痛属气滞者，胀痛时聚时散、痛无定处；属血瘀者，有跌仆损伤或手术史，腹部刺痛，痛有定处，按之痛剧，局部满硬。

（2）虫积：属虫积者，有大便排虫史，或镜检有虫卵，脐周疼痛，时作时止。

（3）食积：属食积者，有饮食不洁史，见嗳腐吞酸，呕吐不食，脘腹胀满。

（4）热证：如疼痛阵作，得寒痛减，兼有口渴引饮，大便秘结，小便黄赤，舌红苔黄少津，脉洪大而数，指纹紫。

（5）寒证：暴痛而无间歇，得热痛减，兼有口不渴，下利清谷，小便清利，舌淡苔白滑润，脉迟或紧，指纹淡。

二、蜂针治疗

治法：通调腑气，缓急止痛。

选穴：中脘、下脘、关元、天枢、足三里、太冲。

配穴：寒邪内积加神阙、公孙；湿热壅滞加阴陵泉、内庭；气滞血瘀加膻中、血海；脾阳不振加脾俞、肾俞。

方义：足三里为胃之下合穴，"肚腹三里留"，下脘位于上腹部，关元、天枢位于下腹部又分属小肠、大肠之募穴，三穴为局部选穴，可通调腹部之腑气。肝经原穴太冲，疏肝而通调气机，痛则不痛。

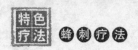

三、医案

董某，男，43 岁，开滦煤矿工人。缘于 1991 年 10 月 20 日突然感觉腹内疼痛难忍、发热、恶心、呕吐、不能进食，患者去开滦医院就诊。体温 39℃，化验血、尿、大便未见异常，B 超、镜检均未见异常，医院组织胃肠、肝、肾等各科专家会诊无结果。经输液吃药无效。以后每月 20 日左右腹痛十几天，症状同上，住院治疗无好转。先后又去十几家医院和专家门诊就诊，一直未确诊，治疗无明显效果。腹痛难忍，度日如年，因而产生了轻生的念头，经爱人拦住劝解自杀未成。家族史：父母健在，爱人和子女均健康，无此类病史。个人史：患者出生于唐山市，不吸烟，有时喝少量酒，无其他疾病，病前在唐山开滦煤矿勘探队上班，野外作业，上夜班休息时，有时候躺在地上，有着凉受潮的可能，因工作调动问题还有过生气闹情绪的过程，腹痛 4 年来一直休病假，为求进一步诊治就诊于我所。查体 38℃，BP104／65mmHg，心率过速。既往各项体检报告均正常，胃肠检查无器质性病变。患者面黄肌瘦，身体虚弱，舌淡，苔白，脉弦滑。因疼痛有规律，笔者给起个病名为"周期性腹痛"，证属寒证，给予蜂针配合蜂产品治疗。1995 年 8 月 26 日第一次蜂针点刺 4 针，因体弱 3 天未进食，有晕针现象。经喝蜂蜜水 2 杯恢复正常。隔 1～2 天蜂针 1 次。取穴：中脘、足三里、太冲、三阴交、膻中、内关、关元、气海、天枢、腰夹脊散刺。配合内服 20% 蜂王浆，25 天 1 疗程。第 3 次蜂针治疗时，患者诉腹痛减轻，恶心、呕吐消失，到 9 月 16 日，第 12 次蜂针治疗时，患者诉腹痛基本消失，体温恢复正常。为巩固疗效每周蜂针 1～2 次，治到 1996 年 2 月 9 日，蜂针 4 个疗程，停止治疗。患者腹痛消失，体温正常，停止治疗两年后（1998 年 11 月份）笔者又见到该患者，面色红润，身体健康。患者疾病痊愈，体重增加了 15kg，已回原单位工作。

按 该病例属于寒湿外邪入侵，饮食不节，精神不畅所致，因此痰湿内阻，胸膈痞闷、脘腹攻撑作痛。肢体倦怠，恶心呕吐，选中脘、足三里；疏通胃气，导滞止痛，选太冲、三阴交；疏通肝气，补肾培元，选关元、气海、天枢。诸穴合用以调整肠胃运化传导，有壮元气、疏肝理气、健脾开胃之功。腰夹脊散刺，调整肾、脾、胃、肠气机达到止痛目的。尤其是蜂毒药理作用和蜂王浆的特殊功用，更增加了扶阳祛寒、解痉止痛、调节神经、疏肝理气、健脾和胃的功能，具有"广治、专治"的生物学效应，所以该患者痊愈。

[安云鹤. 蜂疗治愈周期性腹痛1例报告. 首届全国中医蜂疗临床技术推广暨学术研讨会论文集. 31]

四、日常保健

（一）饮食保健

【生姜粥】

生姜15g（打碎），放碗内，加入沸热粥，加盖焖片刻，加盐调味服食。适用于寒邪内阻型腹痛。

【大黄蜜糖水】

大黄15g，加沸水200ml泡15分钟，加蜂蜜适量，代茶饮用。适用于湿热壅滞腹痛。

【黄芪良姜糯米粥】

黄芪20g，高良姜6g（研末），糯米100g，红糖适量。将黄芪与糯米煮熟，再加入高良姜末及红糖煮片刻，趁热服食。适用于中虚腹痛。

【干姜粥】

干姜3g，高良姜3g，粳米60g。先煎干姜、高良姜取汁，去渣，再入粳米，同煮为粥。早晚各1料。适用于脾胃虚寒型腹痛。

（二）生活调养

夏季勿过食生冷，或贪凉露宿，或过于冒暑劳作，以防暑热、寒湿入侵。饭后勿急跑或做其他剧烈活动，勿暴饮暴食。腹痛患者当注意休息，保持心情舒畅，可少食多餐，忌食一切油腻坚硬之物。

五、预防调护

腹痛预防与调摄的大要是节饮食，适寒温，调情志。寒痛者要注意保温，虚痛者宜进食易消化食物，热痛者忌食肥甘厚味和醇酒辛辣，食积者注意节制饮食，气滞者要保持心情舒畅。

预防运动时腹痛的发生，应避免精神紧张，充分做好准备活动，注意循序渐进加大运动量，量力而行。此外，剧烈运动前，既不要吃得过饱，不要吃平时不习惯的食物，也不要饿着肚子参加运动，一般在饭后1小时后再进行运动为好。

月经不调

月经不调包括经行先期、经行后期、经行先后不定期、经量过多、经量过少诸症。关于月经周期失常的概念，是指每次月经来潮比上一月经周期提前或错后 1 周以上，甚或一月两次或二三月一次，即称经行先期或后期。若月经时而提前，时而错后，不按经期来潮连续 3 次以上者，称为经行先后不定期。若仅提前或错后三五日，且无其他异常表现者属正常范畴。有因情绪波动、气候骤变或其他原因影响，偶尔出现一次月经异常，不属于月经不调。

中医又称月经不调为经乱。《妇科玉尺》言"经贵乎如期，若来时或前或后，或多或少，或月二三至，或数月一至，皆为不调"。

一、辨证分型

（1）脾肾气虚：经行先期或先后无定期，经血量多色淡质稀，神疲肢倦。或兼纳少便溏，或腰膝酸软，头晕耳鸣。舌淡苔白，边有齿痕，脉细而弱。

（2）阴血不足：经行后期，量少色淡质薄，行经时或经后少腹病痛，头晕眼花，面色萎黄，心悸少寐。舌淡苔薄白，脉沉细弱。

（3）寒凝经脉：经行后期，经量减少，小腹隐痛或冷痛，喜热或得热痛减，腰酸痛，大便清薄，小便清长。舌淡苔白，脉沉迟。

（4）血热妄行：月经先期而至，量多色赤，口干口苦，心烦意乱，小便短赤，大便燥结，五心烦热。舌红苔黄，或光红无苔，脉数或细数。

（5）肝郁气滞：经行后期或先后无定期，经血不畅，色深红兼挟小血块，平时即有肝经所过部位如少腹、胁肋、乳房等处胀痛，经期疼痛尤甚，纳呆食减，食后作胀，频频嗳气叹息。舌淡红或边尖红，苔白，脉弦。

（6）瘀血内停：经量减少，甚至点滴即止；月经色黯有瘀块，小腹疼痛拒按，瘀血下行后则疼痛缓解。或兼有小腹部癥瘕痞块。青紫黯有瘀斑，脉弦或涩。

（7）痰湿阻滞：经血量少，点滴即止，经色淡红，血质黏稠，形体丰肥，浮肿痰多，胸闷呕恶，白带量多。舌淡苔白滑腻，脉滑或缓。

二、蜂针治疗

（1）脾肾气虚

治则：补脾益肾，养血调经。

处方：关元、气海、足三里、气穴、三阴交。

方义：气海与关元相配，共奏调补冲任之功；气为血之帅，气充则血足，足三里为补气强身之要穴，补之可收益气养血之效；三阴交能调整三阴经脉，又为妇科调经之要穴。脾气虚弱者加脾俞以补脾摄血，肾气虚弱兼刺肾俞，配合关元、气海，以补养肾气。

（2）阴血不足

治则：补气养血，调补冲任。

处方：膈俞、脾俞、气海、足三里、三阴交。

方义：气海能峻补中下二焦气虚，调养冲任；膈俞为八会穴之一血会，能治血虚、出血诸证，证之临床，尤以补血见长；脾俞补脾，配以足三里、三阴交，共收补益中气、生血补血之效。

（3）寒凝经脉

治则：散寒暖宫，温通经脉。

处方：气海、大赫、子宫、三阴交。

方义：气为血之帅，阳气充足，阴血才能应时而下。气海为补气要穴，配以大赫温肾壮阳，子宫穴温养子宫，三阴交调经活血止痛，共收补气壮阳通经之效。寒自外侵，凝于经脉，兼用天枢、归来、地机以散寒活血；肾阳不足，虚寒内生，加命门、关元以助命火。

（4）血热妄行

治则：清热养阴，凉血调经。

处方：气穴、气海、血海、三阴交。

方义：本方重在调理冲任，凉血养阴。气穴为肾经要穴，又为足少阴经与冲脉之会，能养阴固冲；气海为任脉穴，与气穴配合能调整冲任；血海能凉血止血，三阴交则养阴清热。血热实证，热邪迫血妄行，加太冲、行间以清肝凉血；肾水不足，阴虚内热，则加然谷、太溪以滋养肾水。

（5）肝郁气滞

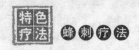

治则：疏肝解郁，理气调经。

取穴：肝俞、期门、中极、行间、蠡沟、三阴交。

方义：本症因肝气之郁，故用俞募配穴法，取肝俞配肝之募穴期门，共奏疏肝解郁之效；行间为肝经荥穴，主理气疏肝；蠡沟为肝之络穴，疏泄肝气为其所长；中极为任脉要穴，能和冲任以调经，三阴交为三阴之会。诸穴合用，肝郁平复，气机条达，冲任和调，经水才能应时而下。

（6）瘀血内停

治则：活血化瘀，理气调经。

处方：合谷、三阴交、血海、太冲。

方义：合谷为手阳明之原穴，有化瘀破血之功，配三阴交，可活血化瘀，逐下胞宫有形积滞；太冲为足厥阴之原穴，理气活血为其所长；血海亦为活血调经之要穴。若小腹部可扪及有形癥积者，加子宫、中极、气穴、气门等局部穴。

（7）痰湿阻滞

治则：利湿化浊，祛痰通经。

处方：中极、白环俞、中脘、足三里、阴陵泉。

方义：中极为任脉要穴，可调整冲任，疏理下焦，和血调经；白环俞既可调经化瘀，又能清下焦湿浊；中脘和中理气，为利湿之要穴；足三里为足阳明之合，阴陵泉为足太阴之合，二穴相配并施培补中土，利湿化浊，调经止带之功。

三、临床报道

沈氏用蜂针血海、关元、三阴交、气海、肾俞、气穴。配穴曲池、太冲、然谷、行间、足三里、脾俞、隐白、归来、中极、天枢、命门、期门、章门、曲泉等。每次选 4 ～ 8 穴，隔日 1 次，轮流取穴，7 天为 1 个疗程，共治疗 1 ～ 2 个疗程。中药"益艾调经汤"（自拟方，治疗时辨证加减）：益母草 5 ～ 10g，芍药 5 ～ 10g，艾叶 5 ～ 12g，香附 5 ～ 10g，柏叶 5 ～ 10g，甘草 5g，每日 1 剂，早晚各服 1 次，7 天为 1 个疗程，共服 1 ～ 3 个疗程。结果治愈 40 例，占 83.3%，有效 6 例，占 12.5%，无效 2 例，占 4.16%，总有效率 95.8%。[沈磊，等. 蜂针结合中药治疗月经不调48例. 养蜂科技，2004，3：35]

四、日常保健

（一）营养保健

为避免月经不调，经期应注意饮食调节。宜食富于营养而易于消化吸收的食物。忌辛辣刺激之物。

（1）脾肾气虚型：重在补气摄血，补脾益肾。宜食肉类等高蛋白、低脂肪食物。如：牛肉、猪肉、兔肉、鸡蛋、鹌鹑、鸽肉、黄鳝、黄豆、山药、龙眼肉、红枣、人参等。忌食生萝卜、槟榔及生冷瓜果、冷饮。

（2）阴血不足型：重在益气，养血，调经。宜食龙眼肉、鸡蛋、鹌鹑蛋、阿胶、葡萄、黑芝麻、猪肝、羊肝、菠菜、猪血、鸭血等食物。忌食生冷、油腻食物及白酒。

（3）寒凝经脉型：重在温经散寒。宜食生姜、干姜、肉桂、红糖、艾叶、花椒、胡椒、丁香、小茴香等。忌柿子、柿饼、梨、苦瓜、螃蟹、螺肉、鸭肉、皮蛋、绿豆、冷茶及各种冷饮。

（4）血热妄行型：重在清热凉血。宜选用马兰头、马齿苋、芹菜、鲜藕、金针菜、白茅根等清热凉血的食物。忌食肉桂、胡椒、辣椒、茴香、丁香、洋葱、生姜、芥菜等辛辣动火之品。

（5）肝郁气滞型：重在疏肝解郁，和血调经。宜食青皮、陈皮、金橘、佛手、绿梅花、萝卜、莱菔子、香橼皮、刀豆等食物。忌食人参、龙眼肉、红枣、老母鸡等滋补食物。

（6）瘀血内停型：重在行气活血。宜选用玫瑰花、月季花、凌霄花、茴香、花椒、酒、醋、青皮、陈皮、橘叶、桃仁、红花、乌贼骨、牡蛎等行气活血的食物。忌食柿子、柿饼、甘蔗、苦瓜、菊花、海带、紫菜、皮蛋、螃蟹、蚌肉及生冷瓜果、冷饮。

（二）食疗保健

【红糖煮蛋】

鸡蛋2枚，打碎后煎炒，再放入红糖水，煮开后放姜丝少许即可。食蛋饮汤。有暖经散寒的功效，从而活血通经。

【乌鸡归芪汤】

乌鸡一只，当归10g，党参10g，红枣3枚，洗净煲汤。补气补血，活血通经。

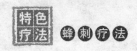

（三）生活调养

（1）月经不调和情绪有关，故经期宜保持精神愉快，尽量避免恼怒、悲哀、惊恐。

（2）经行期间要注意调养，适当休息，避寒冷、水湿，禁房事，禁剧烈活动。经血量过多时以卧床休息为宜。

五、预后

本病如能及时治疗，重视调护，控制饮食，可望治愈，预后较好。对于月经量多者用蜂针只数宜少。若治疗不及时，护理不当，则月经先期伴经量过多、经期延长者，易发展为崩漏；月经后期伴量少，常可导致不孕；月经先后无定期者可转化为崩漏或闭经，治疗比较困难。此病常应该配合食疗与中药调理，单纯蜂针治疗有的证型不理想。

痛经

痛经是以经期、经行前后，出现周期性腹痛，痛引腰骶，甚至剧痛晕厥为主要表现的月经病。目前临床常将其分为原发性和继发性两种，原发性痛经多指生殖器官无明显病变者，故又称功能性痛经，多见于青春期、未婚及已婚未育者。此种痛经在正常分娩后疼痛多可缓解或消失。继发性痛经多因生殖器官有器质性病变所致。

中医学也称痛经为"经行腹痛"。最早见于《金匮要略·妇人杂病脉证并治》："带下，经水不利，少腹满痛，经一月再见者。"

一、辨证分型

（1）气滞血瘀：经行之先，或经行当中小腹胀痛，拒按，甚则牵及腰部酸胀难忍，当经血畅行或逐下瘀块后，疼痛可减轻。常伴有经前乳房胁肋胀痛，烦躁不安，急躁易怒等肝郁表现。青黯有瘀斑，苔白或微黄，脉沉弦。

（2）寒湿凝滞：经期或经前小腹冷痛，拒按，得热病可稍减；经迟量少、色黯而不畅；常面色晦黯，食欲不振，口淡无味。舌边暗，苔白微腻，脉沉紧或沉迟。

（3）湿热蕴结：经前及经期小腹胀满疼痛拒按，腹部有灼热感，或痛连腰脊，月经常先期而至，经色紫红质稠，或平时即有黄带，淋漓不止，或伴有低热，心烦口苦。舌红苔腻或黄腻，脉弦滑或弦数。

（4）气血虚弱：经期或经后小腹隐痛，喜温喜按，月经量少，色淡质稀，或腰骶酸痛，肢体乏力。舌淡苔薄白，脉沉细弱。

二、蜂针疗法

（1）气滞血瘀

治则：理气化瘀，活血止痛。

处方：气海、气穴、合谷、三阴交、太冲。

方义：气海配气穴，调整下焦气分，使冲任之气调畅，气行则血行，经血自能畅行无阻，即所谓通则不痛之理；太冲为肝经原穴，可疏理肝气，活血化瘀；合谷配三阴交，为促进子宫收缩，化瘀通经之经验配穴。

（2）寒湿凝滞

治则：温经散寒，除湿止痛。

处方：中极、水道、命门、阴陵泉。

方义：中极为任脉穴，任脉主胞胎，补之可暖胞宫、调任脉；水道是足阳明穴，为利水除湿要穴，兼具活血止痛之功；命门温暖下元以散寒邪；阴陵泉为脾经合穴，健脾渗湿为其所长。

（3）湿热蕴结

治则：清热解毒，祛湿止痛。

处方：子宫穴、中极、四满、次髎、丰隆。

方义：继发于盆腔脏器急慢性炎症的痛经，多表现为本型。故本方取子宫、中极、四满等局部穴，能泻下焦湿热之邪；次髎既能活血祛湿，又为止痛的经验效穴；丰隆为足阳明络穴，具清热利湿之功。湿热蕴结所致痛经应于经前二周至10天内开始治疗。至月经来潮后停针，应坚持3～6个月经周期的治疗，可加三阴交以养阴清热。

（4）气血虚弱

治则：益气补血，滋养胞脉。

处方：气海、关元、肾俞、足三里。

方义：肾俞虽为膀胱经穴，实为肾脏经气转输之所，能补养先天之气；气海、关元均为全身强壮穴，通过补养肾气达到强壮作用，且二穴均属任脉，可调补冲任，调经养血；足三里为阳明经之合穴，具有全身强壮作用。诸穴配合，先后天同补，气足血充，自无痛经之虞。

三、医案

（1）陈某，女，38 岁，每月经前必痛，必输液治疗，次月又开始痛，18 年之久，每月定时疼痛。于 1998 年 5 月来诊，诉说：18年来每月周期性腹痛，发作时走路困难，疼痛难忍，通过输液得治。诊为气虚型，用活蜂螫刺足三里治痛，配穴选脾俞、胃俞、内关以调理五脏而得气。每日食组方蜜蜂产品，以增强体质为本，第二个月经前期只有轻微的疼痛，未吃药治疗。第三个月就无腹痛的感觉了，随访六年半，此病未复发。[刘明蓉，等．活蜂毒治疗女性经前痛初报．农业新技术，2006：84－85]

（2）吴某，学生，未婚，月经初潮，羞于启齿，精神紧张，家长带来就诊。确诊为痛经，予以第二掌骨侧针刺下腹穴，留针 30 分钟，再用活蜂 1 只螫刺，1 次愈。

按 痛经原因诸多，西医学认为妇女痛经，除与子官发育不全、经期子官不规则痉挛收缩、内分泌失调有关外，与精神紧张、情绪抑郁也有关。中医学认为痛经的原因，有肝气郁结，气滞血瘀，寒滞经脉，气血不足等，不通则痛，采用蜂螫，起到了温经散寒、活血化瘀、止痛行气、解痉等作用，从而达到预期效果。每次运用此方法，治疗妇女痛经，屡见奇效，大多数均一次治愈，一般不再复发。[彭丽．全息蜂疗治疗痛经的探讨．蜜蜂杂志，1999，（4）：23]

（3）吴某某，17 岁，学生，2005 年 6 月 5 日初诊。主诉每个月来月经前几天就觉下腹隐隐作痛，有时疼的厉害，面色苍白，无力，汗多，需吃止痛药控制，反复发作已有一年多，经医院妇科检查，排除其他病变，确诊为功能性痛经，属气血阴虚型。取穴第二掌骨、三阴交、阴陵泉、气海、足三里、关元穴等，第一次三阴交、第二掌骨各用蜂 1 只螫刺，刚好是痛经发作，用针 5～10 分钟后，症状立即缓解。第二天来蜂针时，主诉症状缓解很多，连续蜂刺三阴交、阴陵泉、气海、次髎、第二掌骨。连续 8 次后停针，下个月来月经上述症状消失。[吴新新．蜂针治疗功能性痛经 10 例．蜜蜂杂志，2006（2）：32]

四、日常保健

（一）食疗保健

【姜艾鸡蛋】

配方：生姜 15g，艾叶 9g，鸡蛋 2 个。

制法：将艾叶切断，生姜拍碎，与鸡蛋一起放入锅中，加水 300ml 同煮，蛋去壳，复入原汁中烧煮 5 分钟。

功效：温经散寒止痛。

用法：趁热饮汤吃蛋，每日 1 次，5 日为 1 个疗程。行经前 3 日服用。

【姜枣花椒汤】

配方：干姜、大枣各 30g，花椒 9g。

制法：干姜切片，大枣去核，加水适量，煮沸，再放入花椒，改用文火煎汤。

功效：温阳散寒化湿。

用法：每日 1 剂，分 2 次温服，5 日为 1 个疗程。行经前 3 日饮服。

【红糖姜汤】

配方：红糖 50g，生姜 20g，大枣 10 枚。

制法：将红糖、大枣加水煎沸 20 分钟后，放入生姜，再煎 5 分钟。

功效：温经养血活血。

用法：代茶频饮。

（二）生活调养

（1）消除对月经的焦虑、恐惧等精神负担，加强身体锻炼。

（2）注意经期卫生，经期宜保暖，忌冒雨涉水，并注意避免过度劳累。

（3）月经来潮应注意营养，忌生冷、酸辣之品，宜清淡，营养丰富，多喝补气补血之品。

五、预后

蜂针结合中医药治疗痛经临床效果良好。原发性痛经无器质性病变时，经及时有效治疗常能痊愈。属器质性病变的痛经，病程或较长，经积极治疗，可以得到缓解，消除疼痛，坚持治疗或可以治愈。

乳腺增生

乳腺增生是指乳腺上皮和纤维组织增生，乳腺组织导管和乳小叶在结构上的退行性病变及进行性结缔组织的生长，其发病原因主要是由于内分泌激素失调。乳腺增生是女性最常见的乳房疾病，应提前预防。据调查约有70%~80%的女性都有不同程度的乳腺增生，多见于25~45岁的女性，或占育龄妇女的28%~40%。

乳腺增生属于中医学"乳癖"范畴。

一、辨证分型

（1）气滞痰凝：多见于青壮年妇女，胸胁胀满，伴乳房肿块随喜怒消长，善怒，口苦咽干，舌苔薄黄，脉弦滑。

（2）冲任失调：多见于中年妇女。乳房结块呈结节、颗粒或团块状，月经前增大，经后缓解。伴腰酸乏力，神疲倦怠，月经失调，或量少色淡，或闭经，舌淡，苔白，脉沉细。

二、蜂针治疗

（1）气滞痰凝

治法：疏肝理气，化痰散结。

处方：膻中、屋翳、肝俞、阳陵泉、天宗、足三里、丰隆。

随症选穴：胁胀加期门、太冲。

方义：膻中为气会，可疏解胸中气郁；足阳明经循行于乳房，故取屋翳以解乳络之壅滞；肝俞、阳陵泉以疏导肝胆郁结；天宗化瘀通络，乃治疗乳疾的经验穴；足三里，健脾运湿；丰隆通络化痰。

（2）冲任失调

治法：调理冲任，补益肝肾。

处方：乳根、膺窗、肝俞、肾俞、太溪。

随症选穴：胸胁胀闷加膻中；月经失调加三阴交。

方义：本方取肝俞、肾俞、太溪补益肝肾，调理冲任；乳根、膺窗乃病变局部之腧穴，用之可疏调局部经气。全方合用，可使冲任通调，气机舒畅，乳房结块自消。

三、临床报道

夏氏等采用蜂刺疗法治疗 28 例乳腺增生患者。治疗组 28 例采用蜂针疗法。病程 4 个月～12 年，年龄 25～47 岁。单侧为 17 例，双侧为 11 例；对照组 20 例采用单纯针刺方法及口服药物，疗程 6 个月～10 年，年龄 23～45 岁，单侧 9 例，双侧 11 例。选穴：行间、内关、膻中、丰隆、乳根、肾俞。治疗组痊愈 22 例，好转 6 例，总有效率100％。对照组痊愈 9 例，好转 6 例，总有效率75％。治疗组明显优于对照组。

按 乳腺增生病因与卵巢功能失调有关。黄体素与雌激素的比例失去平衡、黄体素分泌减少、雌激素量相对增多导致乳腺增生。此病易发生癌变，中医称之为乳癖。实验证明：蜂毒中的蜂毒肽和磷脂酶－A_2能使细胞微粒体溶解，从而使呼吸受到抑制作用，肿物氧化供能过程遭到破坏，使乳腺肿块缩小或消失，同时蜂针疗法具有抗炎、镇痛和疏通气血的作用，值得广大医务者推广应用。［夏莹，宋守军．蜂针疗法治疗乳腺增生 28 例临床体会．黑龙江中医药，2000，(8)：35］

苏氏等从广州中医药大学第一附属医院针灸门诊和乳腺专科门诊选取 90 例乳腺增生病患者，随机分为蜂针组 30 例、针刺组 30 例和蜂针加针刺组 30 例。蜂针组：选取肝俞、膈俞、脾俞、肾俞、胸 3 夹脊穴、胸 5 夹脊穴、期门、肩井等穴位。第 1 次治疗均用 1 只蜜蜂螫刺双侧足三里，第 2～9 次均用 1 只蜜蜂螫刺 1 穴，第 10 次后增加至 2～3 只蜜蜂螫刺 2～3 穴。最后留针 5～10 分钟后拨出螫针。针刺组以膻中、乳根、屋翳、期门、丰隆为主穴，肩井、内关、足三里、太冲、三阴交为配穴。疏密波，时间持续 30 分钟。蜂针加针刺组：按上述针刺组的方案治疗后，间隔 10 分钟后，再予以上述蜂针组的方案治疗。三组患者均为每周治疗 3 次，治疗 1 个月为 1 个疗程，经期停止治疗，连续治疗 3 个疗程，观察疗效。结果三组治疗总有效率均为100％，其中蜂针组愈显率为76.67％，蜂针加针刺组愈显率为93.33％，针刺组愈显率为66.67％。经卡方检验，蜂针组与针刺组比较，及蜂针组与蜂针加针刺组比较，差异无统计学意义；针刺组与蜂针加针刺组比较，差异有统计学意义（$P < 0.05$）。治疗前后三组在乳房疼痛、乳房肿块、月经异常等方面均有改善，

结果有统计学意义（$P < 0.05$），在乳房疼痛和月经异常方面，蜂针组、蜂针加针刺组与针刺组结果有显著性差异（$P < 0.05$），而蜂针组及蜂针加针刺组之间无差异。在乳房肿块方面，蜂针组与针刺组结果差异有统计学意义（$P < 0.05$），蜂针组与蜂针加针刺组结果差异有统计学意义（$P < 0.05$），针刺组与蜂针加针刺组结果有显著性差异（$P < 0.01$）。在情绪改变、两胁胀满等方面，三组治疗前后改善不明显，结果无统计学意义，且三组两两之间亦无差异（$P > 0.05$）。（苏霞辉. 蜂针疗法治疗肝郁气滞型乳腺增生病的临床疗效观察，2010 年硕士毕业论文）

四、日常保健

（一）食疗方

（1）海带 2～3 尺许，豆腐 1 块，煮沸汤饮食之。佐料按常规加入，可加食醋少许。

（2）海带鳖甲猪肉汤：海带 65g（清水洗去杂质，泡开切块），鳖甲 65g（打碎），猪瘦肉 65g，共煮汤，汤成后加入适量盐、麻油调味即可。

（二）生活调养

（1）保持心情舒畅。控制情绪，不生气，不造成精神紧张。

（2）改变饮食结构。

（3）生活规律，劳逸结合，月经不正常者，调经解郁。

（4）自我检查。

（5）避免人流，产妇应多喂奶。

五、预后

本病一般起病慢，发展也慢，应积极治疗，预后较好。但是，如果治疗失当，少数患者可发生癌变。故应积极复查。蜂针有良好的疗效，常配合火针进行治疗。

慢性盆腔炎

慢性盆腔炎是指女性内生殖器及其周围结缔组织、盆腔腹膜的慢性炎症。病变随部位及严重程度的不同又分为子宫内膜炎、子宫肌炎、输卵管炎、卵巢炎、盆腔腹膜炎及盆腔结缔组织炎等。炎症可局限于某一部位，也可同时累及多处。统称为盆腔炎。慢性盆腔炎大多由急性者演变而来。

中医古籍无盆腔炎之名，根据临床特点散见于"热入血室"、"经病疼痛"、"妇人腹痛"、"癥瘕"、"带下"等范畴。《景岳全书·妇人规》云："瘀血留滞作癥，惟妇人有之，其证则或由经期，或由产后，凡内伤生冷，或外受风寒，或郁怒伤肝，气逆而血留……总由血动之时，余血未净，而一有所逆，则留滞日积，而渐以成癥矣。"此论述说的就是慢性盆腔炎。其病变部位主要在肝、脾、肾三脏，涉及冲任二脉。本病由初期实证迁延而成，病久邪气滞留，损伤正气，出现气滞血瘀、脾肾不足的虚实夹杂证。

一、辨证分型

（1）热毒炽盛：妇女素禀热盛阳亢之体，或下焦蕴积热毒之邪，或孕期胎热内藏，兼之产伤、经期血窦开放或生殖器官人为创伤，致热毒入内，伤津动血，故带下色黄，量多气秽。热毒侵及下焦，故腰腹疼痛。热入血分，伤阴竭液，可致低热甚或高热寒战。

（2）肝郁化火：患者肝部素虚，加之七情内伤郁久化火，脾虚则湿邪泛滥于内，湿与热合，扰动血分，湿热之邪与血互结而下注，损及带脉，带脉失约，因成此病。或由经期产后不慎调养，前阴不洁，房事过频，湿热盛于下焦，发为盆腔炎。

二、蜂针治疗

（1）热毒蕴盛

治则：清热解毒，凉血止带。

处方：上髎、次髎、秩边、维道、子宫穴、中极、三阴交。

方义：本病用上髎、次髎为局部取穴法，能在局部清热解毒。秩边、水道为治疗盆腔脏器炎症的经验效穴。维道、子宫、中极共用，清利下焦及任、带二脉湿热。血海功能清热凉血，三阴交功专滋阴清热。本组穴位以局部取穴为主，配合远端穴位，共施清热解毒、凉血滋阴之效。

（2）肝郁化火

治则：清热凉肝，利湿止带。

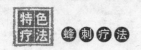

处方：带脉、中极、次髎、阴陵泉、丰隆、血海、行间。

方义：带脉是治疗带浊之主穴，阴陵泉功能健脾渗湿，丰隆为足阳明之络穴，有化湿祛浊之功，血海能凉血摄血，泻行间能清热凉血。中极、次髎前后配穴，能消局部之炎症。诸穴配合，可共奏清肝凉血，祛湿止带之效。

三、医案

段某，女，36岁，少腹隐隐作痛两年。患者自产后5年经常有下腹持续疼痛、腰酸痛、月经先后不定期、白带增多，常伴有尿急、尿频、纳呆，时有低热、头痛等症状，触诊按压小腹两侧有条索状肿物硬结，诊断为慢性盆腔炎。服药和用其他方法治疗效果均不理想。前来就诊。经活蜂针交替刺激归来、子宫、关元、中极、阴陵泉等穴，隔日1次，每周3次。经20次治疗后，少腹痛消失，小腹两侧条索状肿物硬结不明显。追踪观察半年，未见腹痛发作。

按　慢性盆腔炎是妇科常见病，多发于中青年妇女。中医学认为该病是因禀赋不足、摄生不慎、阴户不洁或劳倦过度所致。主要是由于经期不注意卫生、经期下水田劳动或游泳、长期少量病菌不断侵入，久而久之就能引起慢性盆腔炎。也有由于其他疾病引起，如盆腔结核导致子宫内膜和输卵管内膜结核及输卵管不通，或是阴道炎症如滴虫性或霉菌性阴道炎，病菌就能上行感染到输卵管，造成输卵管的炎症，或性病传播引起输卵管炎。慢性盆腔炎病情较顽固，当机体抵抗力较差时，可急性发作。蜂针有较强的止痛、消炎作用，对该病可有较好的治疗效果。[李万瑶.归来穴蜂针的妙用.蜜蜂杂志，2004，(11)：33]

四、临床报道

柯氏临床观察盆腔炎中医蜂疗18例。采用蜂针治疗，阴道子宫穹窿部活蜂螫刺；体穴点刺关元、中极、归来、肾俞、次髎、三阴交。急性盆腔炎7次为1个疗程，每日1次；慢性盆腔炎隔1、2日1次，10次为1个疗程。配合蜂产品及中药服用。5天均获明显疗效。[柯善英.盆腔炎中医蜂疗18例临床观察.养蜂科技，2005，(1)：40]

五、日常保健

（一）生活调理

（1）蜂针治疗本病有一定疗效。尤其是止痛消炎效果较好。全身症状明显时，适当配合中西药物治疗。发热期间忌针，高热不退可配合物理降温。

（2）慢性盆腔炎由急性盆腔炎迁延而至，日常的调摄就很重要了。急性盆腔炎患者应卧床休息，直取半卧位，有利于渗出液局限于盆腔。尽量避免不必要的检查，以免感染扩散。

（3）充分补充营养及水分，注意电解质的平衡。慢性盆腔炎者注意锻炼身体，多行户外活动，以提高机体抗病能力

（4）注意个人卫生，尤其是经期卫生，禁止经期性交。

（5）解除思想顾虑，正确认识疾病，积极治疗，树立信心。

（二）食疗方

【苓芡樱蒲汤】

土茯苓 50g、芡实 30g、金樱子 15g、石菖蒲 12g，猪瘦肉 100g。用清水适量，慢火煲汤，加食盐调味，饮汤食肉。

【桃仁鸡冠茶】

桃仁 9g、鸡冠花 30g、红糖适量，将桃仁、鸡冠花洗净后放入锅内，加水 3 碗，煎至 1 碗，去渣，放入红糖溶化温服，有清利湿热，化瘀止带之效。

【芡实莲子羹】

芡实 15g、莲子 15g、冰糖、芡粉适量。将洗净的芡实，莲子放入锅内，加水适量，煮至莲子烂熟，加入少许冰糖溶化，调匀，即可食用。可健脾化湿止带。

六、预后

慢性盆腔炎经积极治疗，大多可好转或治愈。因本病反复缠绵，故治疗周期较长。常伴有失眠、疲劳、周身不适等症状，对患者生活质量有一定影响，也可转为急性盆腔炎发作。